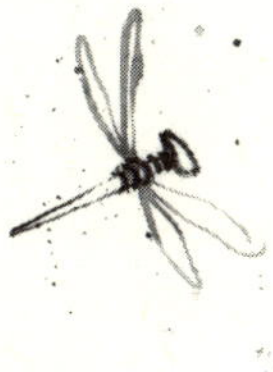

Annejan Mieras

Hanno und der Notfall

Annejan Mieras

Hanno und der Notfall

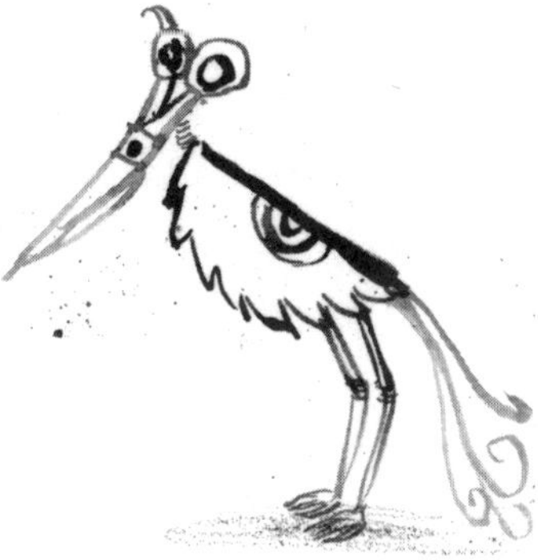

Mit Illustrationen von Linde Faas

Aus dem Niederländischen von
Andrea Kluitmann

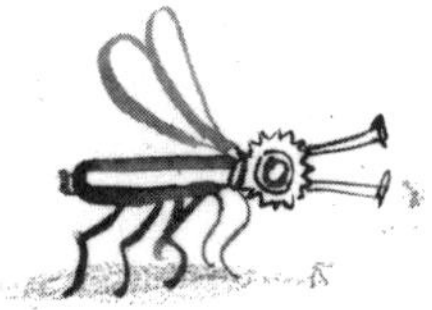

GERSTENBERG

Die Arbeit der Übersetzerin am vorliegenden Text wurde vom Deutschen Übersetzerfonds gefördert.

Wir danken dem Nederlands Letterenfonds für die Förderung der Übersetzung ins Deutsche.

Nederlands letterenfonds
dutch foundation
for literature

MIX
Papier aus verantwortungsvollen Quellen
FSC® C014496

1. Auflage 2022

Die Originalausgabe erschien unter dem Titel *Homme en het noodgeval*

Umschlagillustration und Vignetten: Linde Faas
Übersetzung: Andrea Kluitmann
Lektorat: Eva Schweikart
Druck und Bindung: GGP Media GmbH, Pößneck
Printed in Germany

ISBN 978-3-8369-6106-6

www.gerstenberg-verlag.de

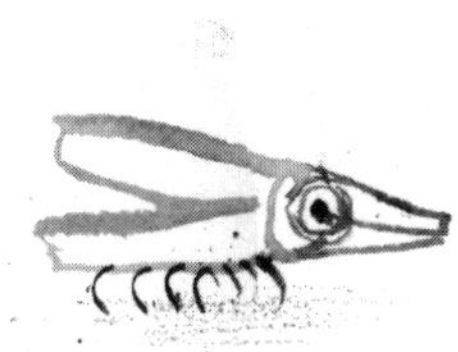

FÜR WILLEMIEN

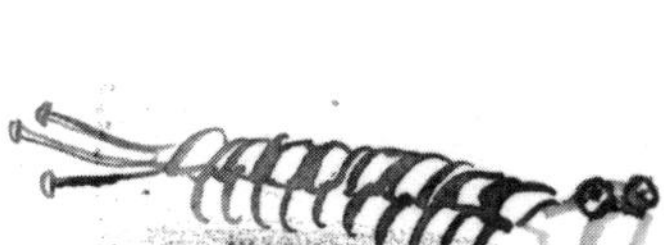

1.

FREITAG

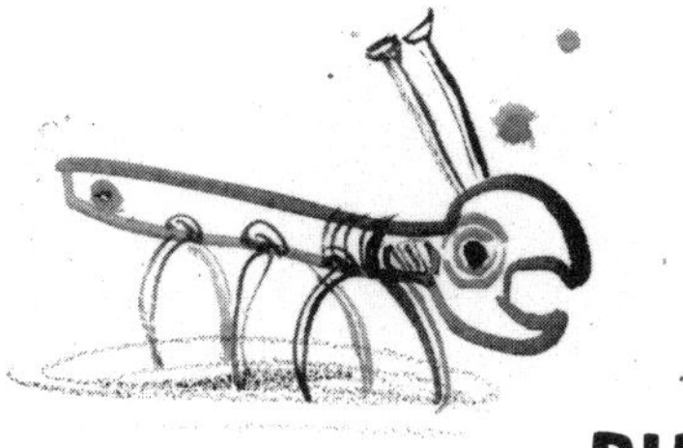

PIEN

»Jungs, wartet bitte mal kurz«, sagt Mums am Freitagabend, als wir vom Tisch aufstehen wollen. Ihre Stimme klingt nach etwas Wichtigem. Ich schaue zu Tim. Ob sie die leeren Kakaopackungen im Schuppen entdeckt hat?

Mums rückt ihren Stuhl etwas näher zu Foss, setzt ein Lächeln auf und sagt dann: »Wir bekommen einen Gast.«

»Okay«, sage ich erleichtert. Am Wochenende ist öfter mal einer von Tims Rugbyfreunden bei uns.

»Für etwas länger«, sagt Mums dann. Aha, das könnte unangenehm werden.

»Und Hanno kennt sie schon ein wenig«, fährt sie fort, immer noch lächelnd.

Sie? In Tims Rugbyteam sind keine Mädchen.

Mums legt mir die Hand auf die Schulter. »Es ist Pien.«

Ich vergesse zu atmen und schüttele den Kopf. Pien? Wie kommt Mums dazu? Warum Pien?

»Das ist doch diese Bohnenstange, die sitzen geblieben ist, die mit den Zöpfen«, sagt Tim grinsend. »Und den Fischaugen.«

»Tim!«, sagt Foss streng.

»Es ist ein Notfall«, sagt Mums. »Pien kann eine Weile nicht zu Hause wohnen.«

»Warum nicht?«, frage ich.

Mums sagt erst nichts und dann: »Ihre Mutter ist sehr müde, Hanno, ich möchte Pien gern dein Zimmer geben. Es ist nur für ein paar Wochen.«

Während ich Mums anstarre, schießt mir alles Mögliche durch den Kopf. Warum hier, warum Pien, warum so lange, warum mein Zimmer, was werden Lasse und Stan sagen, was werden die Fußballer denken?

Sofort sprudeln die Ideen. Ich schließe mich in meinem Zimmer ein, ich laufe weg, ich schneide ihre Zöpfe ab, ich ziehe zu Kees in die Werkstatt, ich sorge dafür, dass es ihr hier nicht gefällt.

Die Klasse darf auf keinen Fall davon erfahren. Blöde Pien!

»Das arme Mädchen«, sagt Mums. »Ein eigenes Zimmer ist wirklich das Mindeste, was wir ihr geben können.«

»Also ist sie ein Opfer«, sagt Tim.

Foss schlägt mit der flachen Hand auf den Tisch. »Tim, so redest du nicht über sie! Pien ist genauso normal wie alle anderen.«

Tim will was entgegnen, schluckt es aber runter.

Die Ideen in meinem Kopf sprudeln nicht mehr. Ich sehe nur noch dieses große blasse Mädchen vor mir. In meinem Zimmer. An meinen Sachen. Mir steigen Tränen in die Augen.

»Ach komm, Hanno. Findest du's so schlimm?«, fragt Mums und nimmt mich in den Arm. »Tims Zimmer ist wirklich groß genug für zwei. Wir machen dir unten ein schönes Bett zurecht. Und Foss hat gesagt, dass du vorläufig seine Werkbank im Schuppen für deine Eisentiere benutzen darfst. Das macht im Haus sowieso zu viel Unordnung.«

Ich schüttele mich bei dem Gedanken, dass Pien in meinem Bett schläft. Sie ist überhaupt nicht normal. Sie ist total komisch! Und ich bin echt nicht der Einzige, der das findet. Alle Jungs finden das. Auch die Fußballer. Sie hat ultralange Arme und Beine mit riesigen Händen und Füßen daran. Ihre Finger passen fast zweimal um die Reckstange. Und wenn sie dann eine Rolle gemacht hat, patschen ihre Füße flach auf den Boden. Und diese Haare! Immer zu Zöpfen geflochten, aber nicht glänzende, straffe, sondern fusselige, schlappe. Wenn sie sich dreht, peitschen sie um ihren Kopf. Stan sagt, dass sie stinken. Er hat letztens so einen Zopf ins Gesicht bekommen. Pien macht sich nicht mal die Mühe, ihre Haare zu waschen und zu bürsten. Faule Kuh. Und dann diese Mutter mit ihrem grauen Gesicht und der schwarzen Kleidung. Eigentlich haben wir ein wenig Angst vor ihr. »Die Mutter von Pien hat einen Spleen«, flüstert Lasse, wenn wir sie auf dem Schulhof sehen.

Nur Mums hat keine Angst vor ihr. Sie stehen öfter zusammen und reden. Aber Mums redet mit jedem.

»Hanno, überleg dir schon mal, was du alles mitnehmen willst«, sagt Mums und fängt an, den Tisch abzuräumen. »Pien kommt morgen Nachmittag.«

Ich verschlucke mich an meinem Wasser. »Morgen?«, sage ich prustend.

»Wie schön!« Tim zwinkert mir zu.

Als Foss und Mums aus dem Zimmer sind, sagt Tim: »Du Glückspilz! Ein Mädchen in deinem Bett!« Er lehnt sich zurück und fragt dann: »Woher hat sie eigentlich diese seltsamen Spinnenbeine und diese Riesenfüße? Wie Schwimmflossen.«

Ohne zu antworten, gehe ich die Treppe rauf und in mein Zimmer. *Mein* Zimmer!

Als ich später im Bett liege, sehe ich dauernd die fusseligen Zöpfe vor mir. Warum muss Pien ausgerechnet hierherkommen? In unsere Klasse gehen noch 26 andere Kinder, unsere Schule hat mehr als 200 Schüler, in Daalder wohnen über 5000 Menschen, bei uns in den Niederlanden 17 Millionen und fast 8 Milliarden auf der Welt. Und dann soll sie ausgerechnet in *mein* Zimmer!

Tim hat gut reden. Er ist nicht mit ihr in einer Klasse und braucht sein Zimmer nicht herzugeben. Er soll nur ein wenig Platz machen. Und sogar das tut er nicht. Ich darf nur unten im Etagenbett schlafen. Sonst nichts.

Blöde Pien. Wenn Mums sehr müde ist, ziehen wir doch auch nicht woandershin? Dann hält sie Mittagsschlaf und wir müssen still sein. Anstellerei!

Mums setzt sich noch kurz zu mir ans Bett. »Hanno, durch Pien ändern sich ein paar Sachen. Aber das meiste bleibt gleich. Auch unsere Gute-Nacht-Gespräche.«

Obwohl ich viele Fragen habe, drehe ich ihr schweigend den Rücken zu.

»Hast du dir schon überlegt, was du alles mitnehmen möchtest?«, fragt sie.

Als würden wir in die Ferien fahren! Ich überlege mir nichts und sage auch nichts.

Nach einer Weile steht Mums auf. »Morgen Vormittag haben wir noch Zeit genug. Dann gute Nacht.«

2.

SAMSTAG

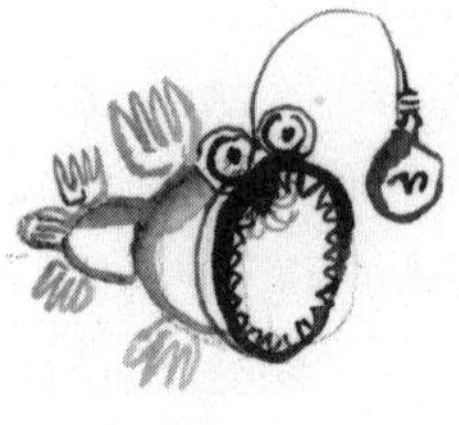

EISENTIERE

»Ich helfe dir gleich, ein paar Sachen zu packen. Die können dann in den Schuppen und in Tims Zimmer«, sagt Mums nach dem Frühstück, als Tim und Foss zum Rugby aufbrechen.

»Jetzt schon?«

Mums schenkt mir wieder ihr allerliebstes Lächeln. »Dann kann ich das Zimmer für Pien noch ein wenig gemütlich machen.«

»Sie darf nirgends drankommen!«

Mums nimmt in aller Ruhe einen Schluck Tee und sagt dann: »Es ist nur für ein paar Wochen, Hanno. Und bestimmt wird es sehr gesellig mit deinem großen Bruder in einem Zimmer. Diesen Sommer hattet ihr zusammen im Zelt auch viel Spaß.«

Mums merkt sich nur die guten Sachen. Das ist total nervig. Foss ist besser mit Problemen. Darauf ist er sogar spezialisiert. Bei seiner Arbeit gibt es ständig Probleme und die sind dann so kompliziert, dass er oft erst nach Hause kommt, wenn wir schon im Bett liegen. Und jetzt bekommen wir auch zu Hause ein Problem: Pien! Dafür hat Foss aber bestimmt keine Zeit. Samstags muss er mit Tim zum Rugby und sonntags geht er in den Wald.

Mums hat auch keine Zeit dafür. Sie hat immer viel zu tun. Nicht nur mit uns, auch mit dem Buch, das sie schreiben will. Über Erziehung. Sie kommt nicht so richtig voran.

Als Mums den Frühstückstisch abgeräumt hat, gehen wir gemeinsam nach oben. Ich sehe mich in meinem Zimmer um. Außer meinen Experimentier-Tieren und meiner Werkzeugkiste will ich eigentlich nicht viele Sachen mitnehmen. Es geht mir auch nicht um die Sachen. Es geht mir um das Zimmer und um den Ausblick. Und darum, dass ich hier alles selbst bestimmen kann. Tim findet meinen Schlaffrosch und die Plastikfrösche an meiner Lampenschnur kindisch und für meine Knochenposter will er keinen Platz machen. Bei ihm sind alle Wände und die Decke mit Rugbypostern vollgehängt. Fallende Männer mit schweißbedeckten Gesichtern und dreckigen Trikots. Viel gruseliger als meine Tierskelette. Bestimmt mache ich kein Auge zu mit all den wüsten Typen im Dunkeln. Zum Glück liege ich im unteren Bett, da sehe ich nur die Hälfte.

Ich hänge ein kleines Bild von einem Froschskelett am Fußende auf und lege zwei Tierbücher neben das Kopfkissen. Mums hat das Bett mit meinem Lieblingsbettzeug bezogen. Darauf sind alle Sternbilder abgebildet. Ich strecke mich aus, um zu testen, wie es sich liegt. Es geht.

Von Tims Fenster aus sieht man in der Ferne den Wald. Keine Häuser, keinen Kirchturm, keinen Schuppen, keinen

Laternenpfahl. Auch nicht die Dachspitze von Kees' Werkstatt.

»Kees!«, sage ich plötzlich laut.

Mums sieht mich erstaunt an. »Kees?«

»Ja, ich muss zu ihm«, sage ich. »Sachen holen.«

Die Schiebetür von Kees' Werkstatt steht einen Spalt offen. Das ist der Herbststand. Im Sommer ist sie weiter offen und im Winter ist sie zu. Ich höre jaulende Gitarrenmusik.

»Hallo, Hanno!«, ruft Kees hinter einem hängenden Fahrrad. Er geht zum Radio, um die Gitarren zu besänftigen.

»Hey«, sage ich und klettere auf die Werkbank.

Mit zwei Ringschlüsseln gleichzeitig dreht Kees das Hinterrad fest und stößt es dann an. Er stellt sich genau dahinter und kneift ein Auge zu. Dadurch wird seine schiefe Oberlippe noch ein wenig schiefer. Als das Rad ausgedreht hat, fragt er endlich: »Na, wie geht's?«

»Schlecht!«

Er sieht mich durch die Speichen an. »Warum?«

Ich seufze und spiele an dem Schraubstock neben mir herum.

»Ist was mit den Eisentieren?«

Ich schüttele den Kopf. »Pien kommt!«

»Aha.« Kees wischt mit einem Tuch über die Felgen. Jetzt glänzen sie schön.

»Sie ist total komisch und schläft in meinem Zimmer.«

»Aha.«

»Sie hat Zöpfe, Fischaugen und Spinnenbeine und ihre Hände und Füße sehen aus wie Schwimmflossen.«

»Das ist wirklich seltsam«, sagt Kees. »Und wie ist sie sonst?«

Ich seufze. »Ungeschickt, dumm, nervig und hässlich.«

»Aha. Dann hat sie nicht viel Glück gehabt.«

»*Ich* hab kein Glück gehabt!«, rufe ich. »Sie schläft in meinem Bett!«

Kees sieht mich an. Zwischen seinen Augenbrauen entstehen zwei Falten. »Hm. Und was wird mit dir?«

»Ich muss bei Tim unten im Stockbett schlafen und meine Arbeitssachen in den Schuppen bringen.«

Zum Glück sagt Kees nicht, wie gesellig das sein kann. Er fragt: »Woher kommt diese Pien denn so plötzlich?«

»Das hat Mums geregelt. Auf dem Schulhof.«

Kees kurbelt das Aufzugsseil runter und macht das Rad los. »Nimmt deine Mutter einfach so Mädchen vom Schulhof mit?«

»Ja ... Nein. Pien ist in meiner Klasse. Mums hat sich öfter mal mit der Hexe unterhalten.«

Wieder tauchen zwischen Kees' Brauen Falten auf.

»Mit Piens Mutter, meine ich. Die ist noch komischer.«

»Aha«, sagt Kees. »Wie sehen ihre Hände und Füße aus?«

»Weiß ich nicht. Aber sie ist so müde, dass Pien in meinem Bett schlafen muss.«

Kees hängt in aller Ruhe das nächste Fahrrad auf und zieht den Karren mit den vielen Schubladen und Schachteln heran. »Und das wolltest du mir erzählen.«

»Ja. Aber ich wollte vor allem fragen, was ich dagegen tun kann.«

»Gegen die großen Hände und Füße?«

»Nein, insgesamt! Gegen Pien.«

Kees lehnt sich an die Werkbank und wischt die Hände an seinem blauen Overall ab. »Bevor du dir eine Lösung ausdenken kannst, musst du dir die Situation erst mal gründlich anschauen, Hanno. Das mache ich bei den kaputten Rädern auch so. Ich lasse sie erst eine Weile stehen.« Er verschränkt die Arme vor der Brust und fragt dann: »Wann kommt Pien?«

»Heute Nachmittag schon«, antworte ich.

»Dann schau dir ein paar Tage genau an, was alles passiert.«

»Und danach?«

»Dann sehen wir weiter.« Aus der untersten Schublade holt er eine kleine Bürste und fegt sorgfältig das Zahnrad sauber. »Mit ein wenig Glück kann ich dir dann weiterhelfen.«

Ich seufze. Kees hat viel Glück. Das sieht man an allem. Eine große Werkstatt nur für ihn allein, immer das Radio an, mit schmutzigen Händen essen, einen Schrank voller Zahnräder, eine Hochdruckfahrradpumpe und eine volle Keksdose. Auch Foss sagt regelmäßig: »Ich hätte besser Fahrradmechaniker werden sollen.«

Foss und Kees sind früher in dieselbe Klasse gegangen. Aber ein Fahrradmechaniker im Dorf reicht und Kees ist viel besser darin, sagt Foss.

Ich bleibe noch eine Weile sitzen und schaue zu, wie Kees den hinteren Schlauch austauscht. Mit einer großen Zange verschafft er sich Platz zwischen Achse und Rahmen, um den Schlauch dazwischenzuschieben.

»Vielleicht solltest du in aller Ruhe an deinen Eisentieren weiterarbeiten«, sagt Kees, während sich seine Hände geschickt an der glänzenden Felge entlangbewegen.

»Dazu brauche ich jede Menge Handbremsen.«

»In der Ausrangierkiste liegen noch ein paar«, sagt Kees. »Was baust du?«

»Eine megagroße Spinne!«, brumme ich. »Um Pien aus meinem Zimmer zu verjagen.«

»Aha!«

Kees sagt oft »Aha«, aber es bedeutet immer etwas anderes. Manchmal weiß ich nicht so genau, wie er es meint, dann schaue ich in seine Augen. Die sagen mehr.

Ich gehe zu der Holzkiste, in die Kees alle abmontierten Teile wirft, die nicht mehr gebraucht werden. Zwischen Schutzblechen, Sätteln und Kettenkästen finde ich drei Handbremsen. Ich fische auch eine Handvoll krumme Speichen heraus.

»Kannst du damit was anfangen?«

»Vielleicht.« Ich schlurfe zu der roten Keksdose auf dem Regalbrett neben der Schiebetür.

»Nimm heute ruhig zwei!«, ruft Kees, als ich den Deckel aufmache.

Die Dose ist nur noch halb voll. In den zusammengefalteten Glückskeksen stecken kleine Zettel. Genau wie in denen aus dem Asienladen, nur sind Kees' Kekse nicht in Plastik verpackt.

Bevor ich aufs Rad steige, breche ich beide Kekse auf. MAN BRAUCHT NICHT JEDEN TAG EIN RAD ZU ERFINDEN steht auf dem einen Zettel. Und auf dem anderen: AUCH GLÜCK HAT MAL PECH. Ich stopfe die Zettel ins Seitenfach meiner Fahrradtasche und die Kekshälften in den Mund.

Ob Pech auch mal Glück hat?

Als ich zu Hause ankomme, sehe ich Pien mit ihrer Mutter im Wintergarten stehen. Schnell fahre ich zum Schuppen. Dort fummele ich eine Weile an den Speichen herum, die ich mitgenommen habe. Zwei miteinander verbundene ergeben ein schönes Bein. Ob Pien wohl Angst vor Spinnen hat?

Plötzlich taucht Mums' Kopf in der Tür auf. »Kommst du mal kurz Hallo sagen?«

»Ich arbeite lieber weiter.«

»Los, Hanno. Für Pien ist das alles ziemlich spannend.«

»Ich finde nichts Spannendes daran«, brumme ich.

»Nun komm schon. Dora muss gleich wieder weg.«

Dora – das wird wohl die graue Mutter sein. Ein viel zu netter Name für eine Hexe.

»Ich spiele auf keinen Fall mit Pien!«

»Das sollst du auch gar nicht«, sagt Mums. »Aber eben mal reinschauen ist doch wohl drin?«

Erst drehe ich noch eine Schraube fest und wische mir die Hände gründlich an einem Putzlappen ab. Dann trotte ich hinter Mums ins Haus. Pien und ihre Mutter sitzen reglos auf dem roten Sofa im Wintergarten. Dora trägt eine große schwarze Weste und Pien eine weiße Leggings mit roten Punkten wie Pickel.

»Hallo!«, rufe ich und will mich wieder umdrehen.

»Nimm dir ein Stück Kuchen«, sagt Mums und hält mir eine Platte vor die Nase. »Und setz dich kurz zu uns. Ist ja schon komisch, so plötzlich zusammen in einem Haus.«

Wieso zusammen?, denke ich.

»Zum Glück kennt ihr euch bereits.«

Kennen?

»Ich habe Pien dein ... äh ... ihr Zimmer gezeigt«, sagt Mums unbeholfen.

Ich schaue sie wütend an. »Es ist und bleibt mein Zimmer«, sage ich mit vollem Mund.

Pien schaut jetzt auch zu Mums.

»Ja, natürlich«, sagt sie. »Aber es ist lieb, dass du es Pien für eine Weile abtrittst.«

Fast hätte ich mich verschluckt. Lieb? Ich hatte keine Wahl!

Dora sitzt währenddessen mit ihrer Handtasche vor der Brust da und schaut aus dem Fenster. Als wären wir Luft und als wollte sie möglichst schnell weg.

»Vielleicht könnt ihr Piens Sachen zusammen nach oben bringen«, schlägt Mums vor.

»Ist es denn so viel?«, frage ich.

»Das nicht, aber dann kann ich mich noch kurz mit Dora unterhalten.«

»Bestimmt über mich«, sagt Pien plötzlich laut.

Die Mütter schauen sich an. »Nur über ein paar praktische Sachen«, sagt Mums.

Pien wickelt sich die Zöpfe um ihre großen Hände. »Keine Milch. Jacke zu. Licht aus«, leiert sie herunter.

In der Schule spricht sie auch oft so roboterhaft.

Mums nickt. »Solche Sachen, genau. Los, Hanno, jetzt sei bitte mal ein guter Gastgeber.«

In solchen Momenten ist es am besten, einfach zu tun, was Mums sagt. Ich gehe in den Flur, greife nach einer der karierten Taschen und stampfe damit die Treppe hinauf.

Auf meinem Bett liegt eine rosa Tagesdecke. Woher hat Mums die auf einmal?

Pien ist mit der anderen Tasche gefolgt. Das Zimmer ist nicht groß, sie stellt sich dicht neben mich. Ich rieche eigentlich nichts Unangenehmes, trotzdem trete ich einen Schritt zur Seite und zeige auf meine Tiere auf dem Holzpodest. »Die bitte nicht anfassen.«

Pien nickt. »Und was ist das?«

Es ist besser, wenn sie nichts über meine Eisentiere weiß. Dann kann sie in der Schule auch nichts darüber erzählen. »Experimente. Foss will sie nicht alle im Schuppen haben.«

»Foss?«

»Ja, Foss«, sage ich nachdrücklich. »Mein Vater.«

»Komischer Name.«

»Das ist ja auch nicht sein Vorname und Mums heißt auch nicht Mums. Es bedeutet ›Vater‹ und ›Mutter‹.«

»Foss und Mums?«

Ich nicke. »*Mein* Foss und *meine* Mums. Und die von Tim«, sage ich strenger als beabsichtigt.

Ich gehe hinter Pien vorbei zur Tür.

»Was experimentierst du?«, fragt sie. Ich bleibe auf der Schwelle stehen. »Was stellen die Dinger dar?«

Ohne mich umzudrehen, sage ich: »Eisentiere halt.«

»Eisentiere?«

»Ja, bitte nicht anfassen.« Dann gehe ich die Treppe runter und durch die Küche gleich weiter zum Schuppen. Schuppen ist ein zu großes Wort: Er ist winzig. Vorne stehen die Fahrräder und hinten eine Werkbank. Daneben ist ein Regal voller Plastikkisten mit Etiketten. SPORT, RÄDER, AUTO, GARTEN, CAMPING, SONSTIGES.

Foss hat mir für meine »Untiere« – so nennt er sie – ein Brett reserviert. Aber das ist viel zu wenig. Darum steht der Rest in meinem Zimmer. Auch das allererste aus einem alten Sattel, vier Bremsklötzen und einem Stück Fahrradkette. Fast keiner hat erkannt, dass es eine Maus ist. Eine Sattelmaus.

Als Mums sich abends zu mir an mein vorübergehendes Bett setzt, fühlt es sich doch anders an. Als würde Tim mithören. Aber er ist zwei Jahre älter und muss deshalb erst eine halbe Stunde später schlafen gehen.

Nachdem es lange still war, frage ich, weshalb Pien eigentlich hier ist.

»Ihre Mutter ist schon längere Zeit sehr müde«, sagt Mums. »Jetzt fährt sie für ein paar Wochen in eine Art

Hotel, um sich mal so richtig auszuruhen. Zur Kur sozusagen, an einen ruhigen Ort.«

»Und warum kann Pien da nicht mit?«

»Es ist in Herwegen. Viel zu weit weg von der Schule.« Mums streichelt mir sanft über die Haare. »Wie gut, dass du ein Bild aufgehängt hast. Was ist das?«

»Ein Froschskelett.«

»Oh, schön«, sagt sie und deckt mich sorgsam zu. »Hier hast du's doch ganz gemütlich, oder?«

Sie wartet meine Antwort nicht ab und steht auf. »Ich sage Tim, dass er nachher leise sein soll.« An der Türschwelle dreht sie sich noch mal kurz um. »Hanno, das mit Piens Mutter sollte nicht die ganze Klasse erfahren. Für Pien ist das Ganze nämlich nicht angenehm, verstehst du?«

Ich nicke und überlege mir, was alles nicht angenehm für Hanno ist!

Als Tim ins Zimmer kommt, bin ich noch hellwach. Er zieht einen Comic hinter dem Bücherregal hervor und klettert damit in sein Bett. Ab und zu höre ich, wie er eine Seite umblättert.

»Was liest du?«, frage ich.

»Bist du noch wach?«

»Klar.«

»Einen Comic.«

»Aus dem Auto?« Comics haben wir nur im Auto. Mums will sie nicht im Haus haben.

»Nee, von Arie«, sagt Tim. Arie ist sein Rugbytrainer.

»Und das ist echt kein *Tim und Struppi*. Mehr mit Krieg und so. Nix für kleine Brüder.«

»Aber ich mag Krieg«, sage ich. »Spielen wir immer in der Pause.«

»Das hier ist echt eine Ecke härter«, warnt Tim.

»Wie denn?«

»Sieh's dir an. Wenn du dich traust.«

Ich schwinge die Beine aus dem Bett und steige ein paar Sprossen die Leiter hinauf.

Tim hält mir eine Seite vor die Nase. »Und, gefällt's dir?«

Die Bilder sind alle in Braun- und Grautönen. Es dauert eine Weile, bis ich erkenne, was darauf ist.

Stacheldraht, Pistolen, viele Rauchwolken und abgerissene Arme und Beine.

»Cool«, sage ich und mache schnell die Augen zu.

»Noch mehr?«, fragt Tim.

»Okay«, sage ich mutig.

Tim blättert weiter und hält mir das Heft wieder hin. Jetzt ist auch viel Rot dabei. Bestimmt Blut. Kriegspielen in der Schule ist ganz anders. »Auch cool«, sage ich und gehe eine Sprosse abwärts. »Mir wird kalt.« Schnell krieche ich wieder ins Bett.

»Diese Pien kann einem echt leidtun«, sagt Tim gähnend und knipst das Licht aus.

»Meinst du?"

»M-hm.

Kurze Zeit später höre ich über mir ein regelmäßiges Brummen; Tim schnarcht leise. Ich starre noch eine ganze

Weile den Lattenrost seines Betts an. Im Dunkeln sehen die Astlöcher wie Einschusslöcher aus. Ich überlege mir, was ich Kees alles erzählen könnte, und ziehe meine Sternendecke bis zum Kinn. Ob Pien schon schläft?

Es ist neun Uhr dreißig Ortszeit
~~Heute~~ Alles von mir ist weg und weit
Unter einer blöden rosa ~~Bett~~Decke
Kriecht ~~langsam~~ die Nacht vorbei wie eine Schnecke
Meine Sachen sind noch in der ~~karierten~~ Tasche
Ich ~~will hier nicht sein~~ wollte, ich wäre nicht hier

3.

SONNTAG

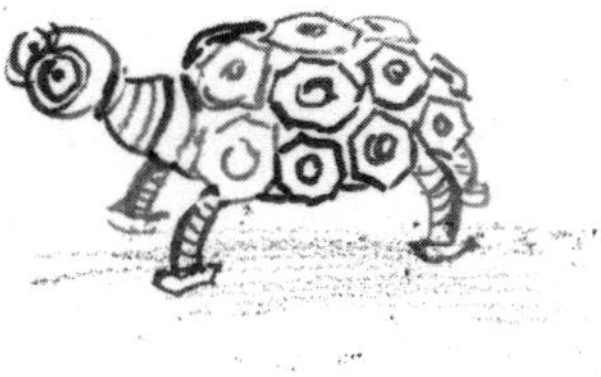

ARME SCHLUCKER

Die Sonne weckt mich. Das ist in meinem eigenen Zimmer nicht so. Auf Tims Rugbyball-Wecker sehe ich, dass es schon halb neun ist. Tim schläft noch.

Ich stehe auf und gehe im Pyjama die Treppe hinunter. Aus der Küche kommen Stimmen.

»Aua! Nicht!«

»Bleib noch kurz so sitzen. Wir sind gleich fertig. Es geht sehr gut«, sagt Mums.

Durch den Türspalt sehe ich Pien mitten in der Küche auf einem Hocker sitzen, ein weißes Geschirrtuch um die Schultern. Ihre Haare sind offen. Spielen sie Friseur?

Ich öffne die Tür weiter und will reingehen.

»Hau ab!«, ruft Pien mit ihrer Roboterstimme. »Hau ab!«

»Schatz, sei so lieb und geh kurz in den Wintergarten«, sagt Mums zu mir. »Wir sind hier jeden Moment fertig.«

Plötzlich sehe ich, was sie in der Hand hält. Etwas, das wir in der Schule auch haben. Einen Läusekamm!

Tim sagt, alle Penner haben Läuse, die ihnen in die Haare kacken.

»Hat Pien Läuse?«, frage ich. Sofort juckt es mich überall.

»Hau ab!«, ruft Pien wieder.

»Hanno, bitte!« Mums schaut mich flehend an.

Ich gehe durchs Wohnzimmer und will mich auf das Sofa im Wintergarten plumpsen lassen. Gerade noch rechtzeitig fällt mir ein, dass Pien gestern dort gesessen hat. Mit den Läusen! Wo hat sie nicht gesessen? Unentschlossen gehe ich durch den Raum. Dann fällt mir ein, dass Pien mit den Läusen in meinem Bett geschlafen hat. Mich gruselt bei dem Gedanken, dass jetzt Tierchen über mein Kissen kriechen.

Vorsichtig setze ich mich auf die Sofakante und schalte den Fernseher an. *Die faszinierende Welt der Krabbeltiere!* Sofort zappe ich weiter. Dann lieber ein Gottesdienst.

Einen Moment später steckt Mums den Kopf herein. »Wir sind fertig, Hanno. Komm frühstücken.«

Sonntags gibt es bei uns immer gekochte Eier und Zuckerbrot zum Frühstück.

Pien sitzt am Küchentisch, die Haare in zwei glänzenden, straffen Zöpfen. Sie gibt sich sehr viel Mühe, mich nicht zu sehen, und isst summend ihr Zuckerbrot. Ich schaue mich in der Küche um. »Und?«

Mums lächelt. »Nur ein paar kleine.«

»Zehn große!«, verbessert Pien. »Und die sind heute Nacht alle in meine Haare gekrochen. Aus deinem Bett.«

Es ist, als würde mit einem Mal alles Blut in meinen Kopf schießen. Ich explodiere fast.

»Aber Pien, das wissen wir nicht sicher«, beschwichtigt Mums.

Ich funkele sie an. »Nicht sicher? Ich weiß *sehr* sicher, dass …«

»Hanno, lass gut sein. Wir haben sie auf jeden Fall erwischt.«

Pien steht auf und geht zu der mit Wasser gefüllten Rührschüssel auf der Spüle. »Guck mal, da treiben sie.«

Wütend, aber auch neugierig schaue ich in die Schüssel. Ich habe noch nie eine Kopflaus in echt gesehen. Auf dem Wasser treiben lauter kleine graue Spinnen mit großen Hinterleibern.

»Arme Schlucker, was?«, sagt Pien.

Ich schaue, ob Mums es auch gehört hat. Sie zwinkert mir zu und sagt: »Soll ich die armen Schlucker jetzt wegspülen?«

»Warte mal kurz«, sage ich und sehe sie mir ganz aus der Nähe an. »Untiere«, flüstere ich.

»Hanno, mach keine Dummheiten!«, sagt Mums streng und spült alle Ertrunkenen durch den Ausguss.

Beim Frühstück geht das Gespräch über Läuse weiter. Tim ist auch dabei und findet das Ganze sehr witzig. Er hat gut reden. Pien schläft ja nicht in seinem Bett.

Vielleicht kriechen sie durchs ganze Haus. »Ich finde Läuse voll eklig«, sage ich.

»Jungs, Läuse sind nicht eklig«, sagt Mums. »Und sie kommen in den besten Familien vor.«

Darüber denke ich eine Weile nach.

Nach dem Frühstück zieht Foss seinen braunen Bodywarmer an, den er »Weite-Welt-Jacke« nennt. »Hanno, sollen wir Pien zeigen, was für einen schönen Wald es hier gibt?«

»Pien braucht nicht mitzukommen«, sage ich.

»Natürlich kommt sie mit, sonst kann sie's nicht sehen. Und es ist doch nett, was zusammen zu machen. Los!«

»Aber ...« Dann denke ich an die Vereinbarung mit Kees. Gut schauen, was alles passiert.

Wir nehmen den Weg am Waldrand. Nach ein paar Hundert Metern geht er in einen Sandpfad mit schlammigen Pfützen über. Genau dort bleibt Pien stehen. Foss und ich gehen weiter.

»Dürfen wir hier überhaupt lang?«, ruft sie uns nach.

Wir drehen uns um und Foss macht ein paar Schritte zurück. »Natürlich. Das ist öffentliches Gelände.«

»Und warum geht der Weg dann nicht weiter?«

»Der geht doch weiter!«, rufe ich ungeduldig.

»Aber ohne Asphalt.«

»Der ist hier überflüssig«, erklärt Foss. »Hier fahren fast nie Autos.«

»Und was ist mit meinen Schuhen?«, fragt Pien besorgt. »Da ist ja überall Dreck!«

»Die Schuhe machen wir später wieder sauber«, sagt Foss.

Ganz vorsichtig betritt Pien den Pfad. Im großen Bogen geht sie um die Pfützen herum und schaut ständig auf ihre Füße.

Foss zeigt uns zwei große graue Vögel, die sich zwischen den Kühen niedergelassen haben. »Seht mal, Kraniche.«

Pien bleibt stehen und schaut zur Wiese.

»Die sind auf dem Weg in den Süden«, erzählt Foss.

»Wohin?«, fragt Pien.

»Spanien, Marokko, Tunesien.«

»Polen?«, fragt sie.

Foss muss lachen. »Nein, Polen liegt ja eher im Norden, da wird es ihnen jetzt zu kalt.«

Die Pfützen werden größer. Ich laufe über einen schmalen Sandstreifen an einem Weiher entlang und drehe mich dann um. Mal sehen, wie Pien das macht. Sie klettert die kleine Böschung hinauf und hält sich am Drahtzaun fest. »Aua!«, schreit sie plötzlich. Sie greift nach ihrer Hand und weicht zurück. Ihr eines Bein rutscht langsam die Böschung hinab, genau auf den Weiher zu. Das andere Bein steht noch am Zaun. Sie wankt breitbeinig und fällt dann rücklings in den Uferschlamm. Wie blöd kann man sein!

»Ach, Mädchen!« Foss rennt hin, um ihr aufzuhelfen. »Was machst du denn für Sachen?«

Pien hält noch immer ihre Hand fest. »In dem Zaun war was drin!«, sagt sie verstört.

»Strom«, sagt Foss. »Das ist ein Elektrozaun für die Kühe.«

Pien betrachtet ihre verdreckte Jacke und ihre schlammigen Schuhe. Die sehen jetzt noch größer aus.

»Wir kürzen den Spaziergang ein wenig ab«, sagt Foss.

»Warum?«, frage ich.

»Wegen Pien. Und ich glaube, dass wir fürs Saubermachen länger brauchen.«

Pien schaut Foss ängstlich an.

»Keine Sorge, wir sind von Hanno und Tim einiges gewöhnt«, sagt Foss und geht mit ruhigen Schritten zurück. Pien stapft steifbeinig hinter ihm her. Von hinten ist sie völlig mit Schlamm bedeckt. Wer hält sich aber auch an einem Elektrozaun fest? Weiß sie denn echt überhaupt nichts?

Abends im Bett überdenke ich den ersten Tag mit Pien. Ich schaffe es nie, mir alles für Kees zu merken. Aber ich mag auch nicht alles aufschreiben. Viel zu viel Arbeit. Irgendwo muss Tim noch Foss' altes Diktiergerät haben. So ein Ding, in das man reinspricht und es sich danach anhören kann. Ganz hinten in der untersten Schublade der weißen Kommode finde ich es. Als ich auf den schwarzen Knopf drücke, höre ich Foss' Stimme englische Wörter sagen. Die hat er für Tim aufgenommen, zum Üben. Bestimmt ist noch Platz drauf für die Sachen über Pien. Ich probiere den roten Knopf zum Aufnehmen und den weißen zum Zurückspulen aus. Alles funktioniert.

Ich denke kurz nach. Karierte Taschen, Läuse, Spaziergang. Genug Stoff. Leise spreche ich die einzelnen Sätze ein. Sicherheitshalber höre ich sie mir noch mal an. Meine Stimme klingt komisch, aber die Sätze stimmen.

Zufrieden schiebe ich das Diktiergerät unter meine Matratze.

Wie Pien wohl schläft nach ihrem Schlammbad?

Gras, Blümchen im Gras
Mit mir ~~stimmt~~ ist immer was
Ich falle ~~von der~~ in den Schlamm
Meine ~~Hose~~ Jacke ist ~~sehr~~ schlimm dran

WOCHE 1

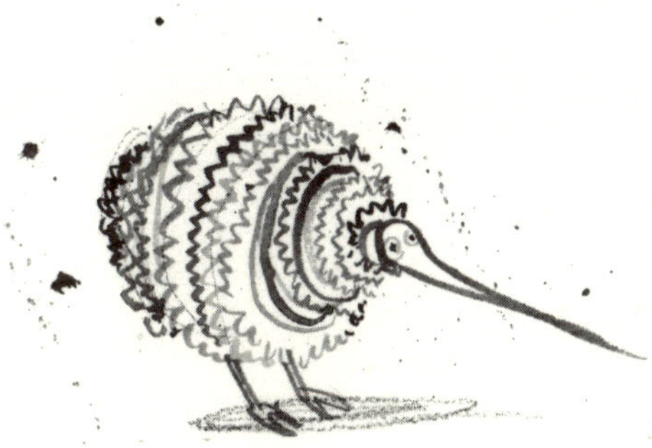

4.
MONTAG

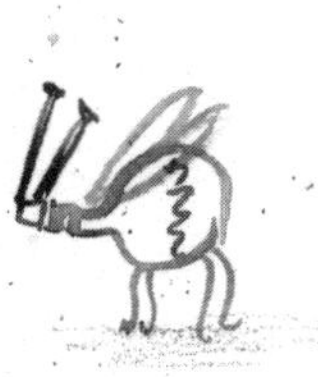

ERHOLUNG

»Solange Pien kein Fahrrad hat, gehen wir zu Fuß zur Schule«, sagt Mums am Montagmorgen beim Frühstück. »So weit ist es nun auch wieder nicht.«

»Sie kann doch bei dir auf den Gepäckträger?«, schlage ich mit vollem Mund vor.

»Der ist nur für leichte Sachen. Und Pien ist schon ein großes Mädchen.« Mums setzt ihr entschlossenes Lächeln auf.

Ich denke an Mums' neues Rad ohne Kindersitze, Fußstützen und Mantelschoner. Und an Piens lange Beine und große Füße.

»Ich fahre allein«, sage ich. »Ich bin fast zehn.«

»Das ist noch zu gefährlich mit all den Kreuzungen. Und für Pien ist es auch nicht nett.«

Weiter drängen ist sinnlos. Mums hat das Sagen. Aber nett wird es unterwegs garantiert nicht!

Ich bestreiche meine Brote extra dick mit Marmelade und lege sie schnell in meine Brotdose, bevor Mums sie Pien leiht. Im Küchenschrank findet Mums eine durchsichtige Tupperdose für sie.

Von dem Waldspaziergang sind auf Piens Jacke nur ein paar graue Flecken geblieben. Ich finde, es sieht ein wenig aus wie Schimmel. Aber Mums sagt: »Die Jacke ist wieder wie neu.«

Mit großen Schritten gehe ich durch den Vorgarten.

»Hanno, du bist nicht beim Walking!«, ruft Mums mir nach. Ich mache etwas kleinere Schritte, aber wir sind trotzdem früh auf dem Schulhof. Keiner hat gesehen, dass ich mit Pien gekommen bin. Genau wie ich es wollte. Mums geht sofort mit ihr an der Hand zu Frau Pauly.

Sie stehen eine Weile da und reden zu dritt, und unsere Lehrerin streicht Pien über den Kopf. Ob sie auch über die Läuse reden?

Als es klingelt, gehen wir alle zum Eingang. Mums winkt uns zum Abschied. Vor allem Pien.

Auf dem Weg in unser Klassenzimmer geht Stan plötzlich neben mir. »Nachher in der Pause eine Runde Krieg spielen?«, fragt er.

Ich nicke wild. »Klar!«

Ich bin nicht wirklich ein mutiger Soldat, aber Krieg spiele ich lieber als Fußball. »Hey, Hanno-Hasenhirn!«, sagt Lasse und hängt seine Jacke neben meiner auf.

Frau Pauly ist heute besonders lieb zu Pien. Sie darf der Klasse erzählen, dass sie jetzt eine Weile bei uns wohnt. Alle schauen in meine Richtung. Zurückschauen kann ich nicht, also gucke ich auf den Tisch und hoffe, so fest ich nur kann, dass die Stunde schnell anfängt. Das habe ich noch nie gehofft!

»Hanno ist ein Glückspilz mit so einem lieben Mädchen zu Besuch«, sagt Frau Pauly auch noch.

In der Pause kommen Lasse und Stan sofort zu mir. Sie schnuppern an meiner Jacke. »Ja, man kann's schon ein bisschen riechen«, sagt Stan.

»Pien, da kriegt man Allergien!«, reimt Lasse. Ich schaue vom einen zum anderen. Ganz langsam bekomme ich ein Lächeln hin.

»Ihre Mutter ist total faul, Mann«, erzähle ich. »Die fährt einfach für ein paar Wochen in ein Hotel!«

»Nur so zum Spaß?«, fragt Stan.

»Faul im Hotel, ist ja sensationell!«, reimt Lasse.

»Aber das darf keiner wissen«, füge ich schnell hinzu.

Stan und Lasse nicken.

Dann spielen wir Krieg. Gegen die Jungs aus der Parallelklasse und ohne Blut.

Am Nachmittag haben wir Weltkunde. In Gruppen sollen wir uns Sachen ausdenken, um die Umwelt zu retten. Meine Gruppe denkt sich einen Schornstein aus, in dem alle Giftwolken verschwinden. Den Giftabsauger basteln wir aus Klopapierrollen. Frau Pauly findet die Idee toll. Aber am tollsten findet sie den Windmühlenwald von Piens Gruppe. Vor allem, weil Pien fast alles allein machen musste, denn Lasse und Stan haben die ganze Zeit bei den anderen Gruppen herumgestanden und geschwatzt. Bei solchen Aufträgen sind sie nicht gut. Am Ende des Schultags bittet Frau

Pauly mich, noch einen Moment zu bleiben. Als alle das Klassenzimmer verlassen haben, setzt sie sich auf ihren Schreibtischstuhl und seufzt tief. »Das war nicht nett von dir, Hanno. Piens Mutter ist sehr müde und du erzählst etwas ganz anderes herum.«

Ich starre auf den Fußboden und verwünsche Lasse und Stan.

»Hanno!«, sagt Frau Pauly streng. »Sieh mich mal an.«

Ich hebe den Kopf ein klein wenig. Sie lächelt, aber es sieht nicht echt aus. »Für Pien ist das Ganze schwierig genug und so hilfst du ihr bestimmt nicht«, sagt sie, jetzt leiser. »Piens Mutter ist nicht zum Spaß dort, sondern zur Erholung. Und diese Erholung braucht sie ganz dringend.«

Dann hebt sie mein Kinn an, sodass ich sie ansehen muss. Unter ihren Augen sind Falten. Darauf starre ich, während ich ein paar Schritte zurückweiche.

Sie kratzt sich am Kopf und sagt dann: »Morgen möchte ich einen anderen Hanno sehen. Abgemacht?«

Ich nicke. Ohne ein weiteres Wort renne ich aus dem Klassenzimmer, durch den Gang und raus aus der Schule. Unsere gesamte Armee ist schon abgezogen. Mums steht auf dem Schulhof und unterhält sich mit anderen Müttern. Ich will, so schnell es geht, nach Hause, sonst lässt sie womöglich noch mehr Kinder bei uns wohnen.

»Ah, da bist du ja«, sagt sie munter. »Ruf Pien, dann gehen wir.«

Pien hängt mit dem Kopf nach unten am Klettergerüst

und hat eindeutig nicht vor, auf mich zu hören. »Los, komm!«, rufe ich mehrmals und warte. Ihre Zöpfe schleifen auf dem Boden hin und her. Ein anderer Hanno? Eine andere Pien, bitte schön!

Es dauert lange, bis Mums genug geschwatzt hat und selbst nach Pien ruft. Diesmal gehorcht sie.

Auf dem Rückweg gehe ich ein gutes Stück hinter Mums und Pien her. Aber nah genug, um zu hören, was Pien über den Schultag erzählt. Dass wir Gruppenarbeit gemacht haben und dass Lasse und Stan lauter seltsame Sachen zu ihr gesagt haben.

Zu Hause verschwinde ich sofort im Schuppen und hoffe, so ein Gespräch mit Mums zu vermeiden.

Es klappt, nicht einmal abends, als sie mich ins Bett bringt, stellt sie Fragen. Aber dieser »andere Hanno« von Frau Pauly spukt mir noch durch den Kopf. Einer mit Locken? Mit Brille? Oder einem Riesenmund? Ich ziehe meine Mundwinkel breit und muss lachen.

»Was ist so witzig?«, fragt Tim vom oberen Bett aus.

»Meinst du, meine Lehrerin mag Riesenmünder?«

»Frau Pauly? Die mag gar nichts.«

»Doch. Einen anderen Hanno.«

»Was für einen?«

»Vergiss es«, sage ich und krieche unter die Sterne.

Mit Tim im Zimmer traue ich mich nicht, ins Diktiergerät zu sprechen. Das hole ich morgen nach.

Im Fieberwahn

Was ~~sind das~~ macht mich nur so lahm
Gedanken brennen ohne Pause
Wollen ~~nie mehr~~ zurück ~~in unsere Wohnung~~ nach Hause

5.
DIENSTAG

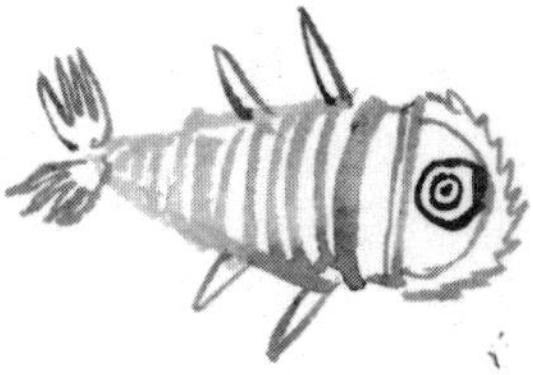

ALLERGISCH

Am nächsten Tag fragt Frau Pauly nicht nach diesem anderen Hanno. Erleichtert fange ich mit den Rechenaufgaben an. Der Morgen vergeht wie im Flug.

Als wir rausgehen, sage ich zu Stan und Lasse, dass ich nicht mehr Krieg mit ihnen spiele, wenn sie nicht einmal so ein lächerliches Geheimnis bewahren können.

Lasse kichert. »Oh, verflixt, so ein Mist! War das echt geheim?«

Ich nicke. Eigentlich müsste ich noch was darüber sagen, aber ich traue mich nicht.

»Ist es einigermaßen auszuhalten mit Pien im Haus?«, fragt Stan und kneift sich die Nase zu.

Ich finde das überhaupt nicht witzig. Und komisch gerochen hat Pien bisher nicht. Aber die beiden sind eben meine Freunde. Oder so was Ähnliches.

»Ich bin erkältet«, sage ich.

»Das bleibst du dann am besten!«, ruft Lasse und rennt den Spielhügel auf dem Schulhof hinauf. »Wollen wir angreifen?«

Ein wenig widerwillig folge ich.

Wir haben die Jungs aus der Parallelklasse schnell geschlagen. Wie echte Sieger rennen wir mit einer ihrer Jacken über dem Kopf in die Schule. Frau Pauly ist von unserer Eroberung nicht sonderlich beeindruckt. »Sämtliche Kriegsbeuten jetzt bitte zurückgeben!«, ruft sie durch den Gang.

Nachmittags sollen wir Gedichte schreiben. Über uns selbst und wo wir wohnen. Sie gibt ein Beispiel:

Frau Pauly aus der Rathausgasse
Findet alte Schlager klasse
Sie hört auch gerne Operette
Und raucht auf dem Balkon 'ne Zigarette

Stolz schaut sie sich in der Klasse um und wir sehen sie mit großen Augen an. Raucht Frau Pauly?

»Und los geht's!«, sagt sie, bevor jemand noch was fragen kann. »Ich will nachher von allen etwas hören.«

Mit viel Mühe und Durchstreichen denke ich mir zwei Zeilen aus, die sich reimen. Ich bin ganz zufrieden.

Hanno aus dem schönen Haus
Musste aus seinem Zimmer raus

Lasse darf als Erster vorlesen. Er stellt sich extra dafür hin.

Lasse vom Moordeich
Ist echt nicht so reich
Wie ein arabischer Ölscheich
Er mag kein Gequassel
Und auch keinen Schlamassel
Und draußen am Deich
Ist ein großer Teich

Von Lasse sind wir ganz schön was gewöhnt, aber das sind echt total viele Reime. Frau Pauly hebt den Daumen.

Stan hat immerhin vier Zeilen:

Stan aus der Eichenallee
Hat ein Kaninchen weiß wie Schnee
Er macht gerne mal Stuss
So, jetzt ist Schluss

Das mit dem Kaninchen stimmt nicht. Die ganze Klasse weiß, dass Stan allergisch gegen Tierhaare ist. Aber das Gedicht ist gut.

Als Pien mit Vorlesen dran ist, passe ich ganz genau auf. Worüber hat sie wohl geschrieben?

Pien vom Neuen Dorfweg
Weiß nicht, wie es weitergeht
Die Wohnung im Hochhaus weit weg vom Wald
Ist abgeschlossen und bitterkalt
Die Vorhänge sind dicht

Es brennt kein Licht
Pien musste plötzlich weg von dort
Gras, Blümchen im Gras
Ihre Lippen schmecken nach Salz
Das rosa Bett ist kalt
Hier gehört sie nicht hin
Pien ist keine Spinnerin

Beim Vorlesen klingt ihre Stimme flüssig und fast singend. Gar nicht wie ein Roboter.

Als sie ihr Heft hingelegt hat, bleibt es eine Weile still in der Klasse. »Es ist noch nicht fertig«, sagt sie leise.

»Und es reimt sich nicht überall!«, ruft Lasse.

Die Lehrerin runzelt die Stirn. »Das hast du richtig erkannt, Lasse. Aber es muss sich auch nicht immer reimen. Bei manchen Dichtern braucht es das nicht.«

Lasse schnappt nach Luft, um etwas zu erwidern, aber dazu kommt er nicht, denn Frau Pauly sagt: »Wer noch?«, und lässt den Blick schweifen. Ich verstecke mich, so gut es geht, hinter Stan und streiche schnell meine letzte Zeile durch.

»Hanno?« Frau Paulys Stimme schneidet wie ein Messer durch die Stille.

»Ich bin noch nicht fertig«, murmele ich.

»Schade, aber jetzt ist die Stunde sowieso fast um. Machst du dein Gedicht zu Hause fertig? Vielleicht kann Pien dir ja helfen.«

Als wir kurz darauf aus der Schule rennen, scheinen alle

die Gedichte wieder vergessen zu haben. Ich sehe zu, wie Pien an der Reckstange Rollen macht. Pien ist keine Spinnerin. Das hat sie in ihrem Gedicht geschrieben.

Dann höre ich, dass Mums uns ruft. Zu dritt gehen wir nach Hause. Mums fragt, wie der Schultag war. »Wir haben was mit Reimen gemacht«, erzählt Pien.

Sobald wir zu Hause sind, verschwinde ich im Schuppen. Ich nehme alle Handbremsen, die ich gesammelt habe, auseinander. Dann suche ich Bolzen und Muttern, die durch die Kabellöcher passen. So kann ich zwei Handbremsen aneinanderschrauben. Zu echten Spinnenbeinen mit Knicken. Das wirkt noch gruseliger.

Ich zähle, für wie viele Beine es reicht. Genau acht.

Sofort mache ich mich an die Arbeit. Es ist schwierig, die Handbremsen fest miteinander zu verbinden. Mit etwas Draht klappt es schließlich.

Als Pien hereinkommt, sind gerade alle acht Beine fertig. Sie sind total echt geworden. Schnell lege ich sie in die Kiste.

»Was machst du da?«

»Nichts.«

»Wieder so ein Eisentier?«

»Vielleicht.«

Sie schaut in die Kiste und nimmt ein Bein heraus. »Sieht aus wie von einem Insekt.«

»Spinnen sind keine Insekten«, sage ich.

»Machst du eine Spinne?« Sie knickt das Bein ein paarmal hin und her.

»Eine Bremsenspinne«, sage ich und in diesem Augenblick fällt das Bein auseinander.

Pien steht mit zwei Bremsen da und kichert erschrocken: »Tut mir leid.«

»Gib her!« Ich reiße ihr die Bremsen aus den großen Händen und schiebe sie weg.

»Soll ich dir noch bei deinem Gedicht helfen?«, fragt sie von der Tür her.

»Nein!«

»Okay. Aber wir essen jetzt. Das sollte ich dir sagen.«

Mums hat Nudeln mit grünen Bohnen und Schinken gemacht und Sesam darübergestreut. Es sieht richtig gut aus. Foss greift nach dem großen Löffel. »Wer möchte gern, wer hat noch nicht?«

Pien zieht ihren Teller zu sich und legt die Hände darauf.

»Gib mir deinen Teller, Pien.«

Sie schüttelt den Kopf. »Ich will nichts.«

Foss schaut Mums an.

»Probier einfach mal. Da ist Schinken drin, den magst du doch gern. Und die grünen Bohnen kommen aus dem Garten«, sagt sie.

»Ich will nichts«, wiederholt Pien. »Ich bin allergisch gegen grüne Bohnen.«

»Allergisch?« Mums lacht. »Das ist aber ungewöhnlich.«

»Da sind Kerne drin.«

»Böhnchen, mein Herz«, sagt Mums. »Kleine, weiche Böhnchen. Und wenn du die nicht magst, darfst du sie rauspulen.«

Pien schüttelt wieder den Kopf. »Auch gegen die Schale.«

Mums seufzt. »Dann lässt du die grünen Bohnen eben liegen. Nudeln mit Schinken schmecken auch gut.« Langsam schiebt Pien den Teller vor. Sie bekommt eine kleine Portion.

Mit der Gabel sortiert sie die Bohnen aus, als wären es gefährliche Tiere.

Ich muss immer von allem ein bisschen was essen. Sogar Endiviengemüse, von dem ich fast würgen muss. »Einfach probieren«, sagt Mums dann. »Daran stirbst du nicht.« Und jetzt darf Pien alle grünen Bohnen liegen lassen, weil sie angeblich allergisch ist!

»Was kriegst du denn? Von den grünen Bohnen?«, möchte ich wissen.

Mums schaut mich streng an.

Pien schiebt sich einen Löffel mit Nudeln und Schinken in den Mund und sagt dann: »Überall Pickel.«

Ich muss an ihre gepunktete Leggings denken und verschlucke mich. Dann sortiere ich meine Bohnen ebenfalls aus.

»Hanno, was soll das?«, fragt Mums.

»Die grünen Bohnen will ich nicht«, sage ich.

»Hanno, bitte!«

»Ich glaube, ich bin auch allergisch gegen grüne Bohnen«, sage ich. »Mich juckt's schon überall.«

Mums seufzt. »Hör auf mit dem Unfug.«

»Aber Pien …«

»Pien ist nun mal unser Gast, Hanno.«

Ich spieße ein paar weiche grüne Schoten auf meine Gabel. Sie sind eigentlich ganz lecker, aber heute haben sie einen bitteren Beigeschmack. Währenddessen sehe ich zu, wie Pien ihre Nudeln mit Schinken isst. Diese Allergie ist bestimmt eine Lüge!

Ich sorge dafür, dass ich zeitig im Bett liege, um alles einzusprechen. Nicht nur über die Bohnen, sondern auch über das Spinnenbein. Dann denke ich an Piens Gedicht. Das war wirklich schön. Gerade als ich etwas darüber sagen will, höre ich jemanden die Treppe heraufkommen. Schnell verstecke ich das Diktiergerät.

»Die stellt sich ganz schön an, was?«, sage ich, als Tim kurz darauf in sein Bett klettert.

»Wer?«

»Pien mit ihren grünen Bohnen. Und Mums glaubt das auch noch!«

»'türlich. Mädchen eben.« Mehr sagt er nicht. Er ist zu sehr in seinen Kriegscomic vertieft.

Ich starre auf die dunklen Astlöcher im Lattenrost über mir. Große Grüne-Bohnen-Pickel. Oder sind es Blümchen im Gras? Plötzlich denke ich an mein Gedicht für die Schule und grüble. Hanno aus dem schönen Haus … Ich komme einfach nicht weiter.

Und Tage in Schwaden der Dunkelheit
Die ~~scheinen~~ reimen sich auf nichts ~~mehr~~
~~Vergessene~~ Nudeln mit Schinken und ~~schlaffen~~
grünen Bohnen
Warum muss ich ~~das essen~~ hier jetzt wohnen

6.

MITTWOCH

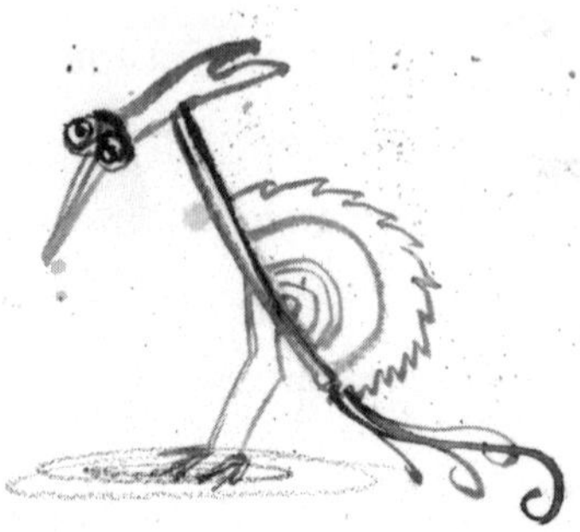

DIPSOSSE

Frau Pauly fragt am nächsten Tag zum Glück nicht mehr nach dem Gedicht. Wir haben einen Mathetest. Als ich fertig bin, schaue ich zu Pien. Sie lümmelt auf ihrem Stuhl und starrt nach draußen. Ob sie auch schon fertig ist?

In der Pause erzähle ich Stan und Lasse von Piens Pickeln.

»So eine Anstellerin!«, ruft Stan sofort.

»Das ist doch nicht normal«, sagt Lasse. »In deinem Bett schlafen kann sie, aber keine grünen Bohnen essen!«

»Pien ist keine Spinnerin«, sagt Stan mit hoher Stimme.

»Aber träg und schräg«, reimt Lasse.

»Oder einfach verwöhnt«, sage ich und spüre sofort, dass das überhaupt nicht stimmt, aber die Jungs sind ganz meiner Meinung.

Gemeinsam denken wir uns einen Plan aus. Über das Spinnenbein erzähle ich nichts. Stan und Lasse finden meine Eisentiere ohnehin seltsam.

Als Mums anfängt zu kochen, frage ich, ob ich helfen darf. Das mache ich öfter mal, also fällt es nicht weiter auf.

»Soll ich eine Vorspeise machen?«, schlage ich vor.

»Hast du eine Idee?«

»Eine Soße zum Tunken oder so.«

»Einverstanden. Wenn du nicht zu sehr rumkleckerst.«

Ich hole ein paar Sachen aus dem Kühlschrank. In einem Schälchen verrühre ich Mayonnaise, Ketchup und ein wenig Honig. Dann fische ich ein paar grüne Bohnen aus der Schale von gestern. Ich drücke die Böhnchen aus den Schoten, zermansche sie mit einem Löffel und mische sie in die orangefarbene Soße.

Mums gibt mir eine Packung Brotstängel.

Das Schälchen stelle ich auf den gedeckten Tisch. Direkt vor Piens Platz. Neben jeden Teller lege ich zwei Brotstängel.

Als Foss nach Hause kommt, setzen wir uns an den Tisch.

Mums ist stolz auf mich. »Das sieht aber gut aus. Was ist es?«

»Eine Dipsoße aus Mayonnaise und Ketchup.«

»Köstlich!«

Ich sehe neugierig zu, wie Pien ihren Stängel in die Soße taucht und abbeißt. Mindestens fünf Mal tunkt sie ein und macht es dann mit dem zweiten Stängel genauso.

»Was guckst du so, Hanno?«, fragt Foss plötzlich.

Tim fängt an zu grinsen. »Bist du etwa verliebt?«

Schnell esse ich meine Brotstängel auf und vergesse ganz, sie in die Soße zu dippen.

Dann schaue ich wieder zu Pien. Nichts an ihr hat sich verändert. »Wo bleiben deine Pickel?«, frage ich.

Sie starrt mich an und hört auf zu kauen.

»In der Soße waren grüne Bohnen«, sage ich. »Gegen die bist du doch allergisch, oder?«

»Hanno!«, sagt Foss streng. »Wozu ist das nötig?«

»Pien stellt sich nur an«, sage ich. »Jetzt weiß ich es sicher!«

Am Tisch bleibt es still. Piens Wangen färben sich rot.

Mums steht auf. »Na, zum Glück gibt es auch noch was anderes: Bratkartoffeln mit Gurkensalat. Dagegen ist bestimmt keiner allergisch.« Sie geht in die Küche, um die Pfanne und die Schüssel zu holen.

Pien versucht, mich mit ihren bohnengrünen Augen zu durchbohren.

Im Bett habe ich jede Menge zum Einsprechen für Kees.

Ob Pien wohl noch an die Soße denkt?

Ein Pfad in Gestalt eines Pfades von immer nach immer
Wie ein ~~wolliger~~ gewundene~~r~~s ~~Weg~~ ~~Abenteuer~~ Seil
Ein Haus ~~wie ein echtes Haus~~ mit Spitzdach
Ohne die ~~Gerüche~~ ~~Geräusche~~ Stille von daheim,
aber am Bach

7.

DONNERSTAG

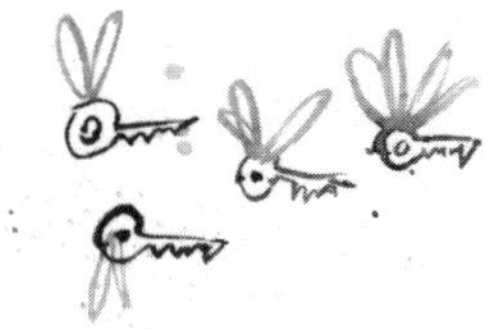

URZEIT

Mums will nicht, dass ich ihr einen extrarobusten Gepäckträger ans Fahrrad montiere. »Das ist ein Tourenrad, kein Lastenfahrrad, Hanno. Und zu Fuß gehen gefällt mir eigentlich ganz gut.«

Mir nicht. Wir müssen jetzt schon um acht Uhr aus dem Haus.

Unterwegs sagt Mums, dass sie uns heute nicht von der Schule abholen kann.

»Ausnahmsweise dürft ihr allein zusammen nach Hause gehen«, sagt sie in einem Ton, als wäre das etwas ganz Tolles.

Auch Frau Pauly übertreibt manchmal so. »Heute haben wir ein absolut supertolles Thema für unsere Leseverständnis-Stunde«, sagt sie nach der Pause. Das verspricht nicht viel Gutes für mich. Bei Leseverständnis streikt oft mein Kopf.

Es geht um Fossilien. Die Lehrerin liest den Text erst ein paarmal vor, weil viele schwierige Urzeitwörter darin vorkommen. Alle hängen angeödet auf den Stühlen herum. Bei den Wörtern »Kambrium« und »Silur« setzt sich Pien plötzlich ganz gerade hin. Und danach macht sie sich übertrieben eifrig an die Fragen im Arbeitsbuch.

Mir ist es piepegal, was im Kambrium alles passiert ist und wie unser Land damals aussah. Ich möchte lieber wissen, wie mein Zimmer jetzt aussieht. Und ob Pien ihre plumpen Pfoten von meinen Tieren lässt.

Als es geklingelt hat, schreibt Pien noch kurz weiter. Und danach hat sie auch noch Tafeldienst.

Ich stehe eine Weile mit meinen Freunden am Zaun. »Los, wir gehen«, sagt Stan.

»Ich muss auf Pien warten.«

»Kennt sie den Weg etwa noch immer nicht?«, fragt Lasse.

»Meine Mutter hat gesagt, wir sollen zusammen nach Hause gehen«, sage ich.

»Da achtet doch sowieso keiner drauf. Und Pien will es bestimmt gar nicht«, sagt Lasse.

»Pien will nichts«, antworte ich.

»Also kein Problem.« Stan zieht mich mit und wir gehen zu dritt die Straße entlang.

Dann werde ich langsamer. Weil ich ein ungutes Gefühl habe.

Wenn Mums es nun doch erfährt ... Oder wenn Pien unterwegs etwas passiert ... Ich schaue mich ein paarmal um und rufe Stan und Lasse zu: »Hab was vergessen!«

Wütend renne ich zurück zur Schule. Doofe Pien!

Frau Pauly steht mit verschränkten Armen neben Pien an der Tür. Ich versuche, ihrem scharfen Blick auszuweichen. »Komm mit, Pien«, sage ich. »Wo warst du bloß die ganze Zeit?« Ich gebe mir Mühe, nicht zu keuchen.

»Geht ihr heute allein nach Hause?«, fragt Frau Pauly.

Ich nicke, ohne sie anzuschauen.

»Na, dann achtet mal gut aufeinander. Und Pien, danke für die saubere Tafel.«

Ich sehe zu, dass ich immer ein paar Schritte vor Pien gehe, damit sie nichts zu mir sagt.

Aber das tut sie trotzdem. »Hattest du mich vergessen?«, fragt sie, noch bevor wir am Park angekommen sind.

»Natürlich nicht«, sage ich. »Ich bin nur ein Stückchen mit Stan und Lasse gegangen.«

»Sind das echt deine Freunde?«

»Ja«, sage ich und füge nach ein paar Schritten hinzu: »In der Schule.«

»Kommen sie nie zum Spielen zu dir?«

»Sie spielen immer zusammen, ich arbeite lieber im Schuppen.«

»An deinen Eisentieren?«

Ich nicke.

Zum Glück erzählt Pien zu Hause nichts. Als Mums sich abends an mein Bett setzt, sagt sie: »Hanno, ich finde es richtig schön, wie du mit Pien umgehst. Das ist gar nicht ohne, zusammen in der Schule und auch noch hier zu Hause.« Ihre Hand gleitet über meine Haare. Ich will ihr von Piens Gedicht erzählen. Von den Blümchen im Gras und dem letzten Satz: Pien ist keine Spinnerin. Aber Mums ist schon wieder aufgestanden. Ich höre, wie sie über den Gang geht und meine Zimmertür öffnet. Ob sie sich auch zu Pien ans Bett setzt?

Als hätte es hier niemals Kambrium gegeben,
nie Silur
~~Fossilien~~ Grüne Frösche an der Lampenschnur
~~Krempel~~ Eisentiere auf dem Holzpodest
Packen ~~alles~~ mich und halten mich fest

8.

FREITAG

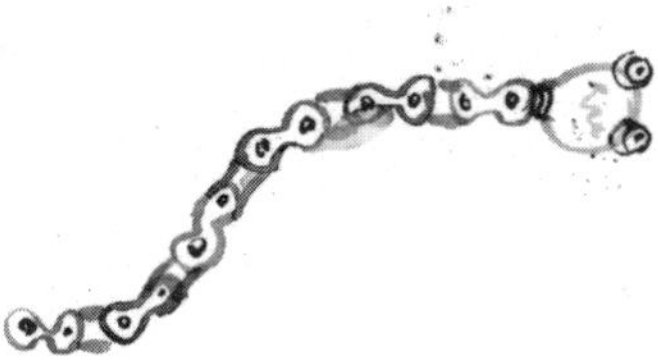

ABWASCH

Unsere Spülmaschine ist kaputt! Pien hat sich heute Morgen auf die offene Klappe gestellt, als sie sich einen Becher nehmen wollte, und jetzt ist das Scharnier verbogen. Statt Pien eins auf den Deckel zu geben, sagt Mums, es wäre doch großartig, zur Abwechslung mal gemeinsam abzuwaschen!

»Ihr braucht auch nur abzutrocknen«, fügt sie locker hinzu.

Weil Mums so schnell abwaschen kann, braucht sie immer zwei Abtrockner. Man ist also dauernd an der Reihe. Pien und ich heute Abend schon. Mums gibt jedem ein Geschirrtuch. Ich will möglichst schnell fertig sein, dann kann ich noch in den Schuppen, aber Pien trödelt und hält das Geschirrtuch mit zwei Fingern fest, als wäre es ein schmutziges Taschentuch.

»Jetzt hau mal rein. Du bist keine Prinzessin«, sage ich.

»Doch!«, sagt Pien.

Ich sehe sie erstaunt an. »Was doch?«

»Ich bin eine Prinzessin.« Sie wedelt mit dem Geschirrtuch. »Aus Polen.«

»Ja, klar!«, sage ich. »Tim und ich sind dann Prinzen. Und Mums ist Königin und Foss König von … äh … Polynesien.«

»Auch Prinzen und Prinzessinnen müssen manchmal abtrocknen«, sagt Mums streng. »Und jetzt keine Ausflüchte mehr! Legt mal einen Zahn zu. Morgen gehen wir vielleicht in den Kletterpark!«

Schweigend trockne ich genau die Hälfte des Geschirrs ab und hänge mein Tuch dann an den Haken.

»Ich gehe in den Schuppen«, sage ich und laufe schnell hinaus.

Das kaputte Spinnenbein liegt noch da. Ich suche auf dem Regal den alten Löwen. Den habe ich aus einer verrosteten Rohrzange gemacht, die Foss beim Umgraben im Gemüsegarten gefunden hat. Er hat mir schon öfter Sachen für meine Tiere gegeben. Die alte Heckenschere, die krumme Säge und eine Schachtel voller Bolzen und Muttern.

Aber richtige Eisentiere wurden erst daraus, nachdem Foss mich mal zu Kees, dem Fahrradmechaniker, mitgenommen hat. Nicht nur wegen der Sachen aus der Ausrangierkiste, sondern vor allem, weil ich Kees auf die Hände geschaut habe. Die können einfach alles.

Kees sagt, dass Hände mit jeder Aufgabe klüger werden. Und dreckiger. Mit einem ausgefransten Bremskabel verpasse ich dem Löwen eine wildere Mähne. Das sieht ziemlich gut aus. Dann nehme ich das Kaninchen, das noch nichts von einem Kaninchen hat. Es ist schwierig, lange

Ohren an einem Dynamo zu befestigen. Ich probiere mit einem kleinen Bügel aus, wie sich kurze Ohren machen.

Foss schiebt die Räder in den Schuppen. »Noch bei der Arbeit?«, fragt er.

Ich nicke.

»Was machst du?«

Ich sehe mir den Dynamo an. »Ich glaube, eine Wasserratte.«

Foss legt mir die Hand auf die Schulter. »Du bist ein echter Künstler, Hanno.«

Ich schüttele den Kopf. »Ich probiere einfach was aus. Erst sollte es ein Kaninchen werden.«

»Das finde ich gerade gut«, sagt Foss und sieht zu, wie ich den Schwanz befestige. »Weißt du, Hanno, wir probieren alle einfach was aus. Das eine Mal läuft's besser als das andere. Manchmal wird ein Kaninchen besser eine Wasserratte. Aber das sieht man immer erst später.«

Damit meint er bestimmt nicht nur meine Eisentiere.

»Ich habe auch noch was zu erledigen.« Foss öffnet seine Werkzeugkiste. Einfache Reparaturen an den Fahrrädern macht er gern selbst.

Schweigend arbeiten wir, bis Mums den Kopf hereinsteckt und sagt, dass es Bettzeit ist.

Nicht einmal unter der Dusche habe ich meine Hände ganz sauber bekommen. Mit einem grauen Finger drücke ich den Aufnahmeknopf des Diktiergeräts und zähle alle besonderen Pien-Sachen von heute auf. Ich denke noch darüber nach, als Tim ins Zimmer kommt. Er fragt, wie das Abtrocknen mit Pien lief.

»Lahm«, sage ich und erzähle dann, dass sie behauptet, eine Prinzessin zu sein.

»Alle Mädchen glauben, dass sie eigentlich Prinzessinnen sind«, sagt Tim. »Meist ist das Quatsch.«

»Immer«, sage ich und betrachte das Froschskelettbild an meinem Fußende. »Und ganz bestimmt bei Pien.«

»Meist«, beharrt Tim und klettert die Leiter hinauf.

»Quatsch.«

»Man kann nie wissen. Vielleicht schläft jetzt wirklich eine Prinzessin in deinem Bett«, sagt Tim einen Moment später über mir.

Ich versuche, mir Pien als schlafende Prinzessin vorzustellen. Lumpenprinzessin. Warum sagt sie bloß so seltsame Sachen?

Es dauert lange, bis ich einschlafe.

In Schüttelfrösten

Wie eine ~~polnische~~ ~~tollpatschige~~ plumpe Prinzessin

Sehe ich die Klappe nicht

~~Das mache ich~~ Aus Versehen und mit Absicht

9.

SAMSTAG

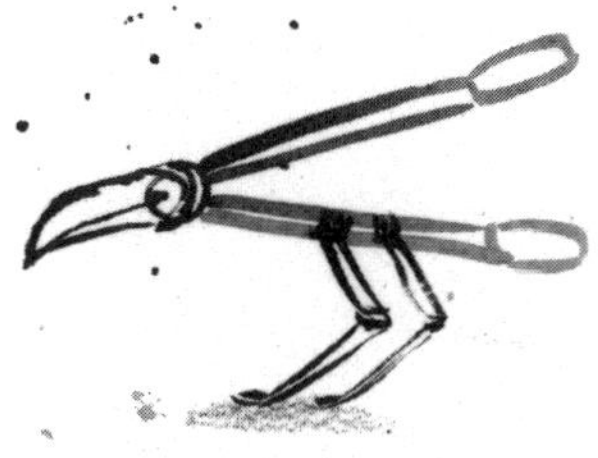

SUPERMAN

Foss hat Tims altes Fahrrad für Pien auf Vordermann gebracht. »Fehlt nur noch eine schöne Klingel«, sagt er stolz. »Nimm Pien mit zu Kees, dann darf sie sich eine aussuchen. Und du kannst ihr auch gleich zeigen, woher deine Eisentiere kommen.«

Ich gehe heute ganz bestimmt zu Kees. Aber nicht mit Pien!

»Ich geh allein hin«, schlage ich vor. »Dann ist die Fahrradklingel eine Überraschung.«

»Wir können sie mit dem ganzen Rad überraschen«, sagt Foss. Er gibt mir Geld und ich fahre zur Werkstatt.

»Hanno! Du lebst also noch!«, ruft Kees über die Gitarrenklänge hinweg. Er hängt gerade ein neues altes Fahrrad auf. Ein Rennrad.

Ich bleibe stehen und schaue zu.

»Wie läuft es mit dem Besuch?«, fragt Kees.

»Pien!«, rufe ich. Mehr fällt mir nicht ein.

»Was hast du denn so herausgefunden?«

Ich hole das Diktiergerät aus meiner Tasche.

»Was ist das?«

»Hier ist alles drauf.«

Kees kommt ein paar Schritte näher und betrachtet das Gerät. »Sieht nach einer ernsten Angelegenheit aus.«

»Willst du's hören?«

Kees nickt und dreht das Radio leiser. Ich drücke auf den schwarzen Knopf und halte Kees das Diktiergerät hin.

Erst kommen die englischen Wörter von Foss, dann ist meine Stimme zu hören:

Spricht wie ein Roboter. Schläft in meinem Bett. Hat Läuse. Hat Angst vor Dreck. Greift in den Elektrozaun. Hat Angst vor Kühen. Hat kein Fahrrad. Geht zu Fuß zur Schule. Stinkt vielleicht. Lügt über grüne Bohnen. Muss keine Brote schmieren. Muss Teller nicht leer essen. Stampft die Treppe rauf. Macht Spülmaschine kaputt. Kann nicht abtrocknen. Behauptet, sie wäre eine Prinzessin. Aus Polen.

»Ganz schön viel«, sagt Kees, als es nur noch leise rauscht.

Er nimmt ein Tuch, um sich die Hände abzuwischen, und stellt sich dann neben mich, den Rücken zur Werkbank.

»Das klingt fast wie ein Gedicht, Hanno.«

»Ach ja«, sage ich. »Das auch noch. In der Schule mussten wir so blöde Gedichte machen und Pien durfte ihres natürlich der ganzen Klasse vorlesen.«

»Und, war's was?«

Ich fummele ein wenig an dem Diktiergerät herum und sage dann: »Ganz okay, es hat sich nur nicht an allen Stellen gereimt.«

»Aha. Schade.« Kees hält mir die rote Keksdose hin. »Hier, du kannst wahrlich ein wenig Glück gebrauchen. Puh, ganz schön schwierig.«

MIT WEICHEN REIFEN FÄHRT ES SICH SCHWER steht auf meinem Zettel. Kees hat auch einen Keks aufgebrochen. »Das große Glück wohnt im Kleinen«, liest er vor. Als hätte Kees nicht schon genug Glück! Und dass es sich mit weichen Reifen schwer fährt, wusste ich längst. Ich stopfe den Zettel in meine Jackentasche.

Kees wendet sich wieder dem Rennrad zu.

»Was findest du am schlimmsten?«, fragt er und zeigt auf das Diktiergerät.

Darüber muss ich kurz nachdenken. Die Läuse sind jetzt weg, das mit dem Stinken ist nicht sicher und zu Fuß zur Schule müssen wir bald nicht mehr. »Dass ich mein Zimmer nicht mehr habe«, sage ich.

Kees nickt und tröpfelt ein wenig Öl auf die Kette, während er langsam die Pedale bewegt.

»Und dass sie sagt, sie wäre eine polnische Prinzessin.«

»Ja, das ist schon sonderbar«, sagt Kees. »Zumal Polen seit Jahrhunderten kein Königshaus mehr hat.« Er grinst. »Ich glaube, das solltest du näher erforschen.«

»Was?«

»Das mit der polnischen Prinzessin.«

»Wie denn?«

»Achte nächste Woche mal besonders darauf«, sagt Kees. »Und mach wieder Notizen, das kannst du gut.«

»Mit dem Diktiergerät?«

»Genau.«

Ich hatte gehofft, dass Kees eine Lösung weiß. Sodass Pien wieder wegzieht oder dass ich wenigstens mein Zimmer wiederbekomme.

»Und ich brauche eine Klingel«, sage ich schließlich.

»Eine neue?«

Ich nicke.

»Gut«, sagt Kees und nimmt mich mit in den Laden. So nennt er den kleinen Raum neben seiner Werkstatt. Da steht eine altmodische Ladentheke und ein Stahlregal voller Tütchen und Kartons und Kästen.

»Gerade ist eine neue Serie reingekommen.« Er stellt einen kleinen Karton mit hellblauen Klingeln auf die Theke. »Superman, das wäre was für dich, oder?«

Ich streiche vorsichtig darüber. »Es ist nicht für mich.«

»Aha. Ein Geschenk?«

»Ja. Für Pien«, sage ich und seufze ganz tief.

»Okay«, sagt Kees. »Aber sie hat doch kein Fahrrad, oder?«

»Foss hat Tims altes Rad für sie aufgemöbelt. Und da war keine Klingel mehr dran.«

»Dann hätte ich hier noch was.« Kees nimmt einen anderen Karton aus dem Regal. »Die hier sind mehr für Mädchen.« Er zeigt auf eine Reihe rosa Fahrradklingeln voller Feen und Herzchen. Ich traue mich nicht, sie anzufassen. Ob Pien so was mag? Sie hat nichts in Rosa. Nur die Tagesdecke, aber die ist von Mums. Im Karton liegen auch noch ganz normale silberne Fahrradklingeln. Die sind eher für alte Männer.

Ich nehme eine Superman-Klingel aus dem anderen Karton. »Lieber die hier.«

»Die soll's also sein? Für Super-Pien?«, Kees zwinkert mir zu.

Ich schaue ihn wütend an und knalle das Geld von Foss auf die Theke.

»Wirf noch schnell einen Blick in die Ausrangierkiste«, sagt Kees, als er mir das Wechselgeld gibt.

Ich nehme nur einen alten Scheinwerfer mit. Und noch einen Glückskeks aus der Dose. BEI GEGENWIND FÄHRT MAN BESSER IN DIE ANDERE RICHTUNG. Was soll das denn? Ich stopfe den Zettel in das Seitenfach meiner Fahrradtasche. Auf dem Nachhauseweg überlege ich, was ich aus dem Scheinwerfer machen werde. Eine Scheinwerferlaus …

Im Schuppen lege ich die Lampe zu meinen Einzelteilen und verstecke das Diktiergerät bei den Eisentieren. Hinter der Pedalwespe.

Dann gehe ich zu Foss in den Garten, um ihm die Klingel zu zeigen.

»Eine gute Wahl, Hanno!«, sagt er begeistert. »Ich glaube, Blau ist Piens Lieblingsfarbe.« Foss weiß überhaupt nicht, wer Superman ist.

»Soll ich sie gleich dranschrauben?«, frage ich.

»Mach das. Aber mit der Überraschung warten wir, bis der Besuch wieder weg ist«, sagt er.

»Besuch?«, frage ich.

»Ja, Piens Mutter kommt heute Nachmittag vorbei.«

»Nein!«

»Ist doch schön für Pien, oder?«, sagt Foss.

»Wann genau?«

»Das weiß Mums.«

Ich renne durch die Hintertür in die Küche und rufe: »Wollten wir nicht in den Kletterpark?«

Mums schiebt gerade einen Apfelkuchen in den Ofen und Pien sitzt am Küchentisch. Sie leckt die Teigreste mit dem Finger aus der Rührschüssel. Die Läuseschüssel! Mir vergeht schlagartig der Appetit auf Apfelkuchen.

»Hanno, da bist du ja! Ich hatte dich schon gesucht«, sagt Mums. »Es ist etwas dazwischengekommen: Dora kommt zu Besuch.«

»Dora? Wann genau?«

»Sie hofft, gegen zwei Uhr hier zu sein. Sie kommt mit dem Bus.«

Ich schaue zur Uhr. »Und wie lange bleibt sie?«

»Dazu haben wir nichts abgesprochen. Sie trinkt Tee mit uns.«

»Und was ist mit dem Kletterpark?«

Mums lehnt sich an die Spüle. »Hanno, daraus wird heute nichts mehr. Dora hat erst vorhin angerufen.«

»Du hättest doch sagen können, dass es nicht passt!«

Ihre Stirn legt sich in tiefe Falten. »Für Pien ist es schön, ihre Mutter zu sehen.«

»Aber warum ausgerechnet heute Nachmittag?«, rufe ich.

Mums stellt die Backsachen ins Spülbecken und wäscht

sie einzeln ab. »Manchmal läuft es eben anders, als man denkt«, sagt sie.

Dora trägt dieselbe schwarze Weste wie vergangene Woche und sitzt wieder auf demselben Sofaplatz. Besonders erholt sieht sie nicht aus. Mit gefalteten Händen dreht sie Däumchen. Pien sitzt still neben ihr und Mums versucht, das Gespräch in Gang zu halten. »Hast du eine schöne Aussicht, Dora? Wie ist das Essen? Machst du Spaziergänge? Wie sind die anderen … äh … Gäste?«

Dora gibt kurze Antworten. Ja, ganz gut, manchmal, nett.

Nach dem Tee gehen Mums und sie eine Runde durch den Garten. Er ist überhaupt nicht groß, trotzdem brauchen sie ewig dafür. Als Mums Dora zum Bus bringt, ist der Nachmittag schon fast vorbei. Klettern geht nur noch im Apfelbaum hinten im Garten.

Nach dem Essen sagt Foss zu Pien, dass eine Überraschung für sie im Schuppen steht. Als sie das Fahrrad sieht, fangen ihre Augen an zu leuchten. »Für mich?«

Foss nickt. »Es kam uns ganz praktisch vor, für den Schulweg und so. Und das Rad hat nur rumgestanden, ich habe es ein wenig hergerichtet und Hanno hat eine neue Klingel gekauft. Gefällt es dir?«

Pien tritt einen Schritt zurück. Sie nickt, aber plötzlich sieht sie nicht mehr so froh aus.

Natürlich, die Klingel! Von wegen Super-Pien! Undankbare Pien!

»Möchtest du es mal ausprobieren?«, fragt Foss.

Sie schüttelt den Kopf. »Jetzt nicht. Es ist schon spät.«

Mir soll's recht sein. Wenn nur alle möglichst schnell aus dem Schuppen verschwinden.

»Dann setz dich wenigstens mal kurz drauf«, schlägt Foss vor.

Wieder schüttelt Pien den Kopf.

»Schon gut, morgen ist genug Zeit zum Fahrradfahren«, sagt Mums. »Dann ab mit euch in die Badewanne.«

»Euch?«, rufe ich empört.

»Ja, aber nacheinander«, sagt Mums und geht mit Pien ins Haus.

Ich spritze die Wanne besonders sorgfältig aus, als Pien fertig ist, und gebe dann einen tüchtigen Schuss Schaumbad in das frische Wasser. Einen Moment später verschwinde ich inmitten der bauschigen weißen Wolken. Mums kann mich fast nicht sehen, als sie reinkommt.

Sie setzt sich auf den Wannenrand und wischt mir den Schaum vom Kopf. »Eine schöne Klingel hast du da ausgesucht, Hanno. Pien war ein wenig überrumpelt, aber ich habe gemerkt, dass sie sich total gefreut hat. Morgen probiert sie das Fahrrad aus.«

»Meinetwegen«, sage ich und lasse mich wieder in den Schaum gleiten.

»Wasch dir jetzt die Haare. Tim muss auch noch in die Wanne«, sagt Mums und verlässt das Badezimmer.

Als Tim endlich in sein Bett klettert, frage ich ihn nach seinen Comics.

»Liest du noch immer welche über den Krieg?«

»Ja! Mein neuer spielt in einem Lazarett.«

»Einem was?«

»La-za-rett. Das ist ein Kriegskrankenhaus«, erklärt Tim.

Ich vermute, dass es dann wieder blutig zugeht, und ziehe mir die Decke über den Kopf.

Ob Pien doch lieber eine silberne Altmännerklingel gehabt hätte?

Der Himmel neblig, schon blauend
Gleich ~~wachsen~~ kriegt der Tag wieder ~~Platz~~ Klauen
Träge schleicht die Zeit ~~weiter~~ vorbei
Ich bin schon ~~so lange~~ eine Woche hier
Was erst ~~unmöglich~~ unendlich schien

10.

SONNTAG

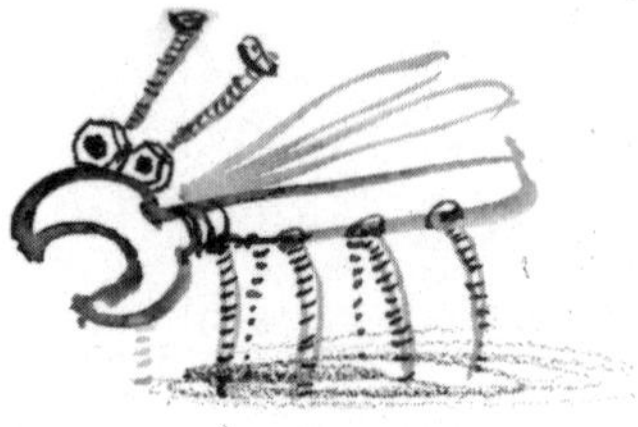

AHORN

Von der Küche aus sehe ich Pien mit dem Fahrrad aus dem Schuppen kommen. Sie setzt sich auf den Sattel und rollert die Auffahrt entlang, indem sie sich mit dem Fuß vom Boden abstößt. Auch auf dem Rückweg macht sie es so.

Erst bleibe ich noch am Fenster stehen, dann ziehe ich meine Jacke an und gehe nach draußen.

»Und, klappt's?«, rufe ich.

Pien schaut erschrocken her. »Jaja«, sagt sie und steigt sofort ab.

»Hörst du schon wieder auf?«

»Ja. Ist öde«, sagt sie.

»Öde? Du bist doch noch gar nicht richtig gefahren.«

Sie zuckt die Achseln.

»Kannst du überhaupt Rad fahren?«

»Klar. Kinderspiel.«

»Dann tu's«, sage ich. Foss hat das Fahrrad schließlich nicht umsonst hergerichtet. Morgen *muss* sie damit zur Schule fahren. Ich gehe echt nicht mehr wegen ihr zu Fuß. »Zeig's mir!«

Pien schaut ängstlich drein. »Jetzt?«

Sie setzt sich auf den Sattel, einen Fuß auf dem Pedal. Mit dem anderen Fuß stößt sie sich ab. Ihr Lenker schlingert immer heftiger. Mit einem dumpfen Knall prallt sie an unser Auto und fällt um, auf die Steinplatten.

Ich erschrecke und rufe wütend: »Mensch, pass doch auf!«

Dann renne ich hin und betaste den frischen Kratzer im roten Lack. Mums hat mal gesagt, von einer einzigen Delle im Auto könnte man eine Woche Urlaub machen.

Pien hat die Arme um ihre Knie gelegt und jammert: »Aua, aua!«

Soll ich sie jetzt trösten? Ich gehe ein wenig näher heran. »Warum hast du das gemacht? Du kannst doch Rad fahren, oder?«

Pien zuckt die Achseln. »Bisher hatte ich nur einen Roller.«

»Kein Fahrrad?«

Sie schüttelt den Kopf. »War nicht nötig. Wir wohnen ja ganz in der Nähe der Schule. Und Radfahren ist gefährlich.«

»Gefährlich? Wieso denn das?«

»Das sagt meine Mutter. Sie ist mal gefallen.«

Ich stampfe in die Küche. »Die kann nicht einmal Rad fahren!«, rufe ich.

»Dann bringst du es ihr eben bei«, sagt Mums, ohne von der Zeitung aufzusehen.

»Ich denke gar nicht daran!«, sage ich. »Viel zu gefährlich. Außerdem hat sie gerade eine Delle in unser Auto gefahren!«

»Echt wahr?« Mums springt auf, rennt nach draußen und kommt ein paar Sekunden später mit Pien an der Hand wieder herein. »Schau dir ihr Knie an, Hanno! Das hättest du mir sagen müssen!« Die Pünktchenleggings hat ein Loch und Pien eine ziemliche Schürfwunde.

Als ihr Knie verarztet ist und sie Limonade trinkt, sagt Mums: »Ach, mein Mädchen, so ein Schreck. Das mit dem Auto ist nicht so schlimm, aber vielleicht sollte Hanno dir doch lieber beim Radfahren helfen.«

Ich schaue Mums wütend an. Warum wieder ich?

Es ist, als könnte sie meine Gedanken lesen. »Du kannst das so gut«, sagt sie.

»Für die Radgröße gibt's keine Stützräder mehr«, sage ich schroff.

»Ich meine festhalten und mitlaufen. Pien ist so sportlich, sie lernt das bestimmt sehr schnell.«

Das sagt Mums nur, weil Pien dabeisitzt. Und hätte sie uns je beim Schulsport zugesehen, dann wüsste sie es besser. Aber ich habe keine Wahl. Wenn Pien nicht Rad fahren kann, gehen wir noch wochenlang zu Fuß zur Schule, und das ist auch keine schöne Aussicht.

Also renne ich den restlichen Vormittag neben ihr her. Erst die Auffahrt entlang. Und danach die Straße. Da ist sonntags nichts los. Als es endlich einigermaßen klappt, lasse ich vorsichtig los. Wacklig, aber ohne zu fallen, fährt Pien bis zur Kurve. Ich renne hinterher: »Du kannst es!«

Pien hat gewendet und ist schon wieder startklar. Ich laufe ein paar Meter mit und lasse dann los. Ich bin wirklich ein wenig stolz auf uns.

Müde von dem Hin-und-her-Gerenne setze ich mich auf die Gartenmauer. »Warum hast du behauptet, dass du Rad fahren kannst?«, frage ich.

»Weil ich dachte, es klappt schon.«

»Radfahren geht nicht von allein. Das muss man üben.«

»Mache ich jetzt ja«, sagt Pien und fährt schwankend los.

Als Mums uns zum Mittagessen ruft, stellen wir die Räder in den Schuppen.

»Wie findest du die Klingel?«, frage ich.

»Dufte.«

Ich habe keine Ahnung, was sie damit meint.

»Zeit für die weite Welt«, sagt Foss nach dem Mittagessen.

»Kletterpark!«, rufe ich.

Foss schüttelt den Kopf. »Mums braucht das Auto. Aber im Wald können wir auch klettern. Wir zeigen Pien den Urwaldpfad. Da waren wir schon ewig nicht mehr.«

Pien runzelt die Stirn.

»Keine Angst, der Urwaldpfad ist nicht schlammig«, sagt Foss.

Urwaldpfad – auf einmal hört sich der Name kindisch an. Früher fand ich das Farndickicht abenteuerlich, auch weil Foss gesagt hat, da würden gefährliche Schlangen hausen. Aber seit er uns gebeichtet hat, dass es in Europa keine

Würgeschlangen gibt und in unserer Gegend noch nie eine Kreuzotter gefunden wurde, ist der Pfad nichts Besonderes mehr.

»Ich komme nicht mit«, sage ich. »Frag lieber Tim, der ist nicht mit Pien in der Klasse.«

»Hanno, reiß dich bitte zusammen!«, sagt Foss. »Jacke anziehen und los geht's!«

Manchmal kann Foss plötzlich total streng sein. Dann hat er nichts mehr von dem freundlichen Sonntagnachmittags-im-Wald-ist-jeder-willkommmen-Naturführer.

Pien trägt Tims Stiefel. Darum braucht er nicht mit! Hätte Pien normal große Füße, hätten ihr meine Stiefel gepasst und dann dürfte *ich* zu Hause bleiben.

»Ihr werdet sehen, das wird schön!«, sagt Foss. Es klingt fast wie eine Drohung.

Die Farne am Urwaldpfad sind alle platt getrampelt. An der großen Eiche nehmen wir den Schmuggelpfad. Er ist zwischen Sträuchern und überhängenden Zweigen verborgen. Tim und ich sind hier früher hinter Foss hergeschlichen. Er erzählte uns, dass im Krieg über diesen Schlängelpfad Kartoffeln und Käse geschmuggelt wurden. Von den Bauern im Tal hinter dem Wald in unser Dorf. Wir schmuggelten nur Kekse und Limonade, trotzdem war es spannend.

Heute sagt Foss nichts über Schmuggler, sondern zeigt uns alle Pilze am Weg. »Seht nur, Holzkeulen!«, sagt er begeistert und deutet auf eine Gruppe schwarzer Schläuche, die aus der Erde ragen. Pien schreckt zurück, als Foss erzählt, dass der hübsche Grüne Knollenblätterpilz ungeheuer giftig ist.

»Was passiert, wenn man den isst?«, frage ich.

»Dann wird dein Blut bitter und du kannst sterben«, sagt Foss locker. »Also auf gar keinen Fall probieren.«

Er hebt ein Stück Holz hoch, auf dem weiße Pilze mit Hütchen auf krummen Stielen wachsen.

»Damit schläft man wunderbar. Aber auch die lieber nicht probieren.«

Pien schlägt sich die Hand vor den Mund und ruft: »Wirf sie weg!«

»So was mögen Prinzessinnen nicht, Foss«, flüstere ich.

Er nickt. »Kommt, wir gehen weiter. Beim Kletterbaum wartet eine Überraschung auf euch.«

»Rosinenbrötchen!«, rufe ich und renne den Holzschnipselpfad entlang, der zu dem alten Ahorn am Waldrand führt. Jedes Jahr scheint der Baum zu schrumpfen. Früher traute ich mich nur bis auf die Hälfte, jetzt bin ich in ein paar Sekunden oben auf der Holzplattform. Pien versucht, mir nachzuklettern, aber sie bleibt unterwegs stecken.

»Schaffst du's, Pien?«, fragt Foss.

Sie schüttelt den Kopf.

»Brauchst du Hilfe?«

Wieder schüttelt sie den Kopf. Sie hat die Arme wie ein Koalabär um einen Ast geklammert. Aber Pien ist längst nicht so niedlich wie ein Koalabär.

»Hanno, hilf ihr mal kurz!«, ruft Foss.

»Ich sitze gerade so gut!«, rufe ich zurück.

Pien will sich hinstellen und nach einem Ast über sich fassen. Aber sie greift daneben, verliert das Gleichgewicht und rutscht langsam ab.

»Halt dich fest, Pien!«, ruft Foss noch.

Aber das klappt nicht. Ihre Beine hängen in der Luft, ihre Füße suchen hektisch nach Halt.

Dann plumpst sie in das Laub auf dem Boden. Von hier oben sieht das seltsam aus: Tims einer Stiefel zeigt in die falsche Richtung.

Foss rennt zu ihr. »Ach, mein Mädchen!«

Abends kommt Foss noch zu mir ans Bett. »Puh, das Kletterabenteuer hätte echt viel schlimmer ausgehen können«, sagt er. »Bestimmt hast du einen Schrecken bekommen.«

Ich schüttele den Kopf. »Nein, überhaupt nicht. Pien ist immer so tollpatschig.«

»Hanno!«

»Wer nicht klettern kann, soll es einfach lassen«, sage ich.

»Du könntest es ihr beibringen.«

»Pien nicht. Ihre Füße sind zu groß.«

»Mit dem Verband jetzt auf jeden Fall.« Foss grinst. »Wir müssen noch überlegen, wie ihr morgen zur Schule kommt.«

»Mit dem Auto.«

Er schüttelt den Kopf. »Ich muss morgen schon früh in der Stadt sein. Mums lässt sich bestimmt was einfallen.«

Er knufft mich in die Seite. »Hanno, wir sollten mal wieder gemeinsam was unternehmen. Ich denke mir was aus. Schlaf gut, mein Junge.«

Ich schlafe nicht sofort ein. Die ganze Zeit sehe ich Piens verdrehten Fuß vor mir. Als Tim ins Zimmer kommt, wühle ich noch immer herum.

Hochgetürmte Abgründe
~~Baumeln~~ Hängen an meinen Füßen
Zerren an meinen ~~Beinen~~ Händen
~~Wollen~~ Zermartern mir den Kopf
Hanno klettert ~~nach oben~~ spielend hoch
Ich ~~falle~~ rutsche ab, ~~weiß nicht~~ lasse los und schwebe

WOCHE 2

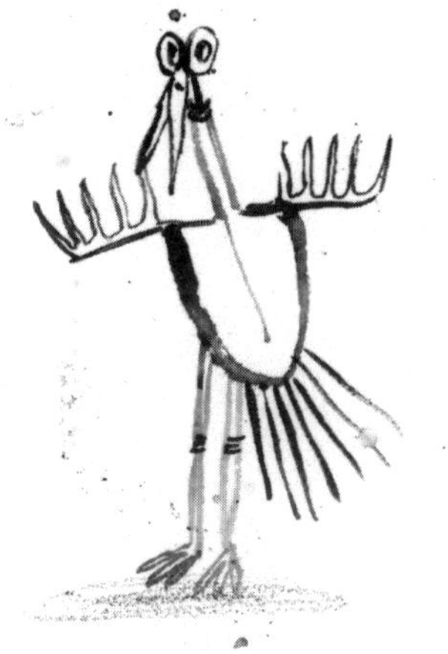

11.

MONTAG

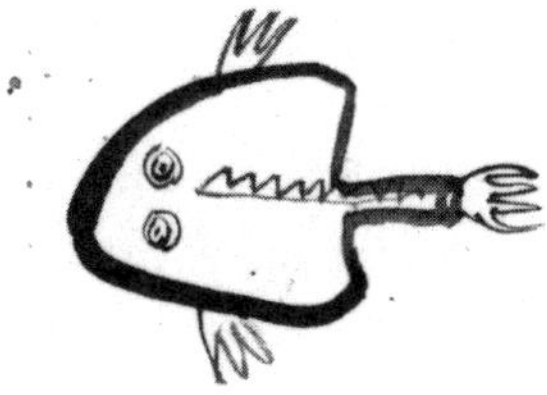

PECHVOGEL

Pien hat's mal wieder geschafft. Sie darf auf dem Sattel sitzen und Mums schiebt das Rad den ganzen Weg bis zur Schule. Das hat sie bei mir noch nie gemacht. Nur bei ganz dollem Gegenwind legt sie mir manchmal die Hand auf den Rücken und hilft mit.

»Sei froh, dass du dir den Fuß nicht verstaucht hast«, sagt Mums zu mir. »Dann könntest du nicht beim Sport mitmachen und in der Pause nicht mit den anderen Jungs spielen.«

»Beim Kriegspielen geht das. Dann bauen wir einfach ein Lazarett«, sage ich.

Mums lächelt. »Ein Lazarett! Dir fällt auch immer eine Lösung ein.«

Als wir angekommen sind, hinkt Pien an Mums' Arm zum Eingang. Ein paar Mädchen kommen neugierig herbei. Zu Stan und Lasse, die neben mir hergehen, sage ich: »Alles Anstellerei! Pien kann nicht mal normal auf einen Baum klettern.«

Wir haben noch ein wenig Zeit, um die Schlacht für die Pause zu besprechen.

»Sollen wir auch gleich ein Lazarett einrichten?«, frage ich. Lasse und Stan sehen mich fragend an.

»Das ist ein Kriegskrankenhaus«, erkläre ich. »Da müssen nur die Verwundeten rein.« Stan findet die Idee gut. Lasse fragt, ob es da auch Ärzte gibt oder ob man von allein gesund werden muss.

Dann klingelt es. »Werd lieber von allein gesund, das ist praktischer«, sage ich beim Reingehen.

Im Klassenzimmer bekommt Pien einen Hocker, auf den sie ihren Fuß legen kann, und sie darf erzählen, was passiert ist.

»Ich bin ganz hoch in einen Baum geklettert«, sagt sie.

»Nicht mal bis zur Hälfte«, flüstere ich Lasse zu.

»Und dann ist mein Fuß weggerutscht.«

»Sie war einfach zu tollpatschig«, flüstere ich.

»Und dann bin ich in die Tiefe gestürzt«, sagt Pien und hält den Kopf ein wenig schief.

»Es war nur ein kleines Stück!«, zische ich.

»Hanno«, sagt die Lehrerin streng. »Lass Pien die Geschichte selbst erzählen, das kann sie durchaus.«

Dann wendet sie sich wieder Pien zu. »Und was ist jetzt mit deinem Fuß?«

»Der ist geschwollen«, sagt Pien.

Die Lehrerin nickt und legt Pien die Hand auf die Schulter. »Sogar verstaucht, du Pechvogel. Wir werden uns diese Woche besonders gut um dich kümmern.«

Pien braucht nicht beim Sport mitzumachen. Sie bekommt warmen Kakao von Frau Pauly und darf sich zwei

Überraschungstütchen von Dave nehmen, der heute Geburtstag hat. Sie braucht nicht einmal alle Rechenaufgaben zu machen. Als könnte man mit einem geschwollenen Fuß nicht mehr rechnen!

In der Mittagspause darf sie fernsehen. Einen Naturfilm über Vögel. Unser Lazarett beim Kriegspielen ist kein Erfolg. Niemand hat Lust, in der Pause still zu sitzen. Und Lasse und Stan wollen nur ins Lazarett, wenn es dort auch Krankenschwestern gibt. Die Mädchen durften aber bei Pien bleiben, um ihr Gesellschaft zu leisten.

Auf dem Nachhauseweg wird Pien wieder von Mums geschoben. Vor dem Haus steigt sie ab und geht, ohne zu hinken, über den Gartenpfad.

»Ist es vorbei?«, frage ich. Sofort zieht sie ihren rechten Fuß wieder nach.

Mums sieht mich streng an und sagt dann: »Wie schön, Pien, dass es zwischendurch schon mal besser ist.«

»Ja, aber es tut schon noch weh.« Pien hinkt weiter.

Auch drinnen vergisst sie mehrmals, dass sie schlecht gehen kann. Und nach dem Essen tut der Fuß plötzlich wieder total weh. Mums setzt sich zu ihr aufs Sofa und nimmt den Fuß auf den Schoß.

»Jungs, könnt ihr bitte zusammen den Abwasch erledigen? Es ist nicht viel. Dann massiere ich Piens Fuß.«

»Nein!«, rufe ich sofort. Doch Tim stößt mich an und sagt: »Das können wir gerne machen.« Dabei lächelt er geheimnisvoll.

»Aber Pien hat selbst …« Ich breche ab, als Tim mir zuzwinkert.

In der Küche holt er eine Packung Kakao aus dem Vorratsschrank. »Wird mal wieder Zeit«, sagt er leise und schenkt zwei volle Becher ein. »Das haben wir uns verdient, oder?«

Ich nicke nur. Als das Abtropfgestell leer ist, ist auch der Kakao alle. Tim drückt die Verpackung flach, faltet sie klein zusammen und stopft sie ganz unten in den Abfalleimer. Das ist sicherer, als sie im Schuppen zu verstecken. Bevor wir ins Wohnzimmer gehen, wischt er mit dem Ärmel über meine Oberlippe.

»Auch wieder sauber«, sagt er grinsend.

Mums ist stolz auf uns.

Mitten in der Nacht wache ich auf, weil ich pinkeln muss. Das habe ich sonst nie. Erst versuche ich, wieder einzuschlafen, aber es klappt nicht. Ob es Tim auch so geht?

Schläfrig lasse ich mich aus dem Bett gleiten und taste mich zum Gang.

Vor mir auf dem Fußboden ist ein Lichtstreifen. Ich begreife nicht gleich, woher er kommt, und gehe hin. Als der Boden unter meinen Füßen knarzt, verschwindet der Streifen plötzlich. Ich schleiche ganz nah an die Tür meines Zimmers. Ist Pien noch wach?

Eine Weile bleibe ich mucksmäuschenstill stehen und schlurfe dann zur Toilette. Ich setze mich auf die Brille und halte die Tür mit dem Fuß offen, damit ich den Gang im

Auge behalten kann. Nach einer Weile ist der Lichtstreifen wieder da. Ich ziehe meine Pyjamahose hoch und gehe auf Zehenspitzen hin. Wieder knarzt der Boden und der Lichtstreifen verschwindet. Einen kleinen Moment zögere ich, dann öffne ich meine Zimmertür einen Spalt.

»Bist du wach?«, flüstere ich.

Ich höre lediglich Piens Atemzüge und die sind nicht sehr tief. Ich traue mich nicht, noch einmal zu fragen, und mache die Tür leise zu. Warum sie wohl wach ist? Doch der Fuß?

Bevor ich wieder ins Bett krieche, schaue ich auf den Rugbyball-Wecker. Es ist fast vier Uhr.

Und oben Vögel im Flug in der Rolle
  fliegender Vögel
Zugvögel ~~unterwegs~~ und Bleibevögel
Raubvögel und ~~Gebe Bring~~ Schenkvögel
Singvögel und ~~Schweige~~ Pechvögel

12.

DIENSTAG

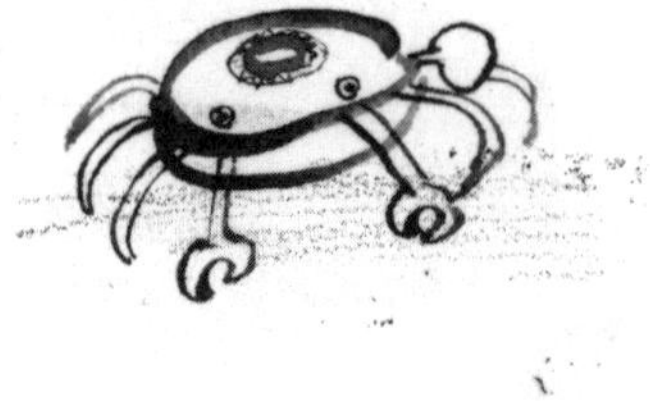

HASENSCHARTE

Wir arbeiten in kleinen Gruppen mit Ton. Ich sitze bei Stan. Frau Pauly zeigt uns, wie man einen Pilz macht. Stan flüstert, dass seiner eine Stinkmorchel wird. Ich denke an die Holzkeulen, die Foss uns im Wald gezeigt hat, und an die Kahlköpfe. Ich knete aber trotzdem den Pilz mit Punkten, den Frau Pauly haben will.

Während wir vor uns hin kneten, erzähle ich Stan von dem hellen Streifen. Und dass Pien das Licht schnell ausgemacht hat.

»Vielleicht hat sie ihre Perlen gezählt«, sagt er. »So was machen Prinzessinnen nachts.«

»Sie ist keine Prinzessin«, sage ich. »Und in Polen sind alle total arm, die haben überhaupt keine Perlen. Da gibt's auch schon längst keine Könige mehr. Also auch keine Prinzessinnen.«

»Woher weißt du das?«

»Von Kees.«

»Welchem Kees?«

»Dem Fahrradmechaniker.«

»Der Glatzkopf aus der Dorfstraße? Mit der gruseligen Hasenscharte?«, fragt Stan.

Ich nicke.

»Tickt der eigentlich richtig?«

Es ist, als würde mir jemand die Kehle zudrücken. »Wieso?« Ich kneife so fest in meinen Ton, dass der Pilzstiel ganz dünn wird und bricht. Schnell knete ich alles wieder zu einer Kugel zusammen und fange neu an.

Stan fragt nicht weiter nach Kees, sondern nach Pien: »Hast du dir schon mal ihre Sachen angesehen?«

»Piens Sachen? Warum?«

»Na ja«, sagt Stan. »Sie ist schon echt komisch mit ihren Füßen, Zöpfen und Augen. Nicht gerade prinzessinnenmäßig, aber trotzdem ... Warum sollte sie so was sonst sagen? Sie ist doch kein Kleinkind. Vielleicht ist sie adelig oder so. Guck doch mal bei ihren Sachen nach.«

Ich zucke die Achseln. Eigentlich will ich nicht in Piens Sachen herumstöbern, aber wahrscheinlich bringt es mehr, als nur darauf achten, was sie alles macht. Sie ist nicht nur komisch, sondern auch verwöhnt. Schon irgendwie prinzessinnenmäßig: Sie braucht nicht zu spülen, wird auf dem Rad zur Schule geschoben, nimmt jeden Tag ein frisches Handtuch, schmiert ihre Brote nicht selbst, darf auf einem Kissen sitzen. Mums sagt, dass ich nicht ständig vergleichen soll, weil nun mal jeder anders ist. Ich verstehe, was sie meint, aber Pien ist einfach *zu* anders.

Das findet Tim auch, als ich ihm abends im Bett davon erzähle. Er will mir bei den Nachforschungen helfen. Wir machen es morgen früh, sobald Pien unten ist. Vielleicht finden wir ja was. Ob sie ein Geheimnis hat?

Im Tal ein kleiner Bach als kleiner Bach
Voller ~~Zweige~~ Steine und ~~Wasserfällen~~ voller Fische
Das Wasser ~~strömt vorbei~~ nimmt mich mit
~~Wohin gehe ich~~ Irgendwann. Irgendwann ~~will ich~~
strömе ich zum Meer

13.
MITTWOCH

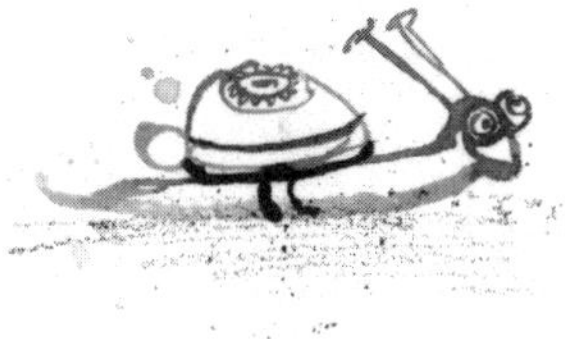

AUF DER SUCHE

Kurz nachdem Mums uns geweckt hat, höre ich Pien zur Toilette gehen. Tim und ich tun, als würden wir noch dösen, aber ich bin hellwach und lausche vom Bett aus, ob die Luft rein ist. Das ist nicht weiter schwierig, denn nach ein paar Minuten poltern Piens Füße die Treppe hinunter.

»Bist du wach?«, flüstere ich nach oben. Das Bett knarrt und eine schläfrige Stimme antwortet: »Nicht wirklich.«

»Pien ist unten. Wollen wir?«

»Häh?«

»Nachforschungen anstellen. In ihrem Zimmer«, sage ich leise.

»Jetzt?«

Als ich ungeduldig ein paar Sprossen nach oben klettere, verschwindet Tim schnell unter seiner Bettdecke.

»Geh allein«, stöhnt er.

Ich schleiche durch den Gang.

In meinem Zimmer hat sich nicht viel verändert. Nur Piens Sachen sind jetzt in meinem Kleiderschrank und ihr Etui liegt auf meinem Schreibtisch. Auf dem Hocker neben dem Bett sehe ich ein Heft. Ein rotes Schulheft. Ob sie sogar im Bett noch Hausaufgaben macht? Streberin!

Auf dem Etikett für den Namen steht: JETZT. Ich schlage das Heft auf. Eine Seite mit vielen durchgestrichenen Wörtern. Ganz schön schludrig! Das kann wohl kaum für die Schule sein. Frau Pauly will nicht, dass wir durchstreichen. Fehler sollen wir einklammern. Oder denkt Pien sich irgendwelche Worträtsel aus?

Ich blättere durch das Heft. Die obere Zeile ist immer ordentlich geschrieben, ohne durchgestrichene Wörter. *Ein Pfad in Gestalt eines Pfades von immer nach immer* und *Der Himmel neblig, schon blauend*. Darunter dann Chaos. Soll das etwa eine Art Geheimsprache sein? Mühsam lese ich die nicht durchgestrichenen Wörter auf der letzten vollen Seite:

Im Tal ein kleiner Bach als kleiner Bach
Voller Steine und voller Fische
Das Wasser nimmt mich mit
Irgendwann. Irgendwann ströme ich zum Meer

Ich lese den Text noch einmal. Er klingt nicht wie das Geheimtagebuch einer Prinzessin. Eher nach verworrenem Zeug. Oder soll es vielleicht ein Gedicht sein? Aber es reimt sich nicht.

Wo hat Pien ihre anderen Sachen? Ich sehe unter dem Bett nach. Dort liegt eine der karierten Taschen. Ich ziehe sie hervor und schaue hinein. Kleidung und ein orangefarbenes Buch. Mit einem goldenen Lesebändchen, aber ohne Bilder. Im Zimmer sehe ich sonst nichts. Nicht an der Wand, nicht im Regal. Meine Eisentiere stehen alle noch auf dem Holzpodest. Die Sattelmaus, die Zahnradeule und die Kneifzangenameise. Keiner fehlt ein Bein.

Ehe ich das Zimmer verlasse, schaue ich noch kurz aus dem Fenster. Meine Aussicht: der Garten, die Häuser an der Dorfstraße und dahinter der Kirchturm.

»Was gefunden?«, fragt Tim, als ich wieder in unser Zimmer komme.

»Bloß Kleider und ein Schmierheft.«

»Keine Krone?«

»Natürlich nicht«, antworte ich.

Tim reckt sich. »Schade.«

Ich lege mich wieder aufs Bett. Warum sie diese Sachen wohl schreibt?

»Jungs!«, ruft Mums von unten. »Wo bleibt ihr denn? Wir sind fast fertig mit dem Frühstück!«

Schnell ziehe ich mich an und gehe die Treppe hinunter.

Der Brei ist nur noch lauwarm und ich habe nicht viel Zeit, meine Pausenbrote zu schmieren.

»Wir müssen ein wenig früher los. Pien fährt heute zum ersten Mal selbst mit dem Rad«, sagt Mums.

»Ist das mit dem Fuß denn schon wieder vorbei?«

»Nicht ganz, aber sie versucht es trotzdem. Toll von ihr, was?«, sagt Mums.

Dass Pien schlecht lenken kann, hat mit ihrem Fuß absolut nichts zu tun, ist aber schon ziemlich gefährlich. Mums muss sogar ein paarmal scharf bremsen, um nicht gegen sie zu knallen.

Trotzdem kommen wir mehr als rechtzeitig an. Stan und Lasse sind auch schon da. Sie winken mich heran.

Ich zögere, gehe dann aber hin.

»Und, ist sie eine Prinzessin?« Stan kichert.

»Quatsch«, sage ich. »Das denkt sie sich nur aus.«

»Sie ist eben auch ein bisschen plemplem, genau wie ihre Mutter«, sagt Stan.

»Die Irre macht alle kirre«, reimt Lasse.

Wir lachen, aber es fühlt sich nicht gut an, wie sie über Pien reden.

»Hast du nun was gefunden?«, fragt Stan.

Ich schüttele den Kopf. »Sie hat fast nichts dabei.« Erst zögere ich, aber dann erzähle ich doch von dem Heft. Sofort tut es mir leid.

»Was stand drin?«, fragt Lasse.

»Nur Kritzeleien«, sage ich.

»Pien ist keine Spinnerin!«, witzelt Stan.

Sie fragen nicht weiter, sondern reden ausführlich über ihre Pläne für die Herbstferien. In irgendeinem Tropendings.

Es ist ein kurzer Schultag, aber er kommt mir endlos lang vor. Nicht einmal mit echtem Geld rechnen interessiert mich heute. Weil es regnet, müssen wir in der Pause drinnen bleiben. Wir dürfen Tischfußball spielen. Meist macht das Spaß. Aber diesmal nervt mich das Geschrei von Stan und Lasse.

Nach der Schule ist es zwar trocken, aber es macht mir nichts aus, dass ich gleich mit Mums und Pien zurückfahren muss. Ich möchte gern an meiner Handbremsenspinne weiterarbeiten. Nicht so sehr wegen Pien, sondern weil sie richtig schön wird. Stan und Lasse finden die Eisentiere seltsam. Als sie an meinem Geburtstag hier waren, sind wir nicht in mein Zimmer gegangen. Und im Schuppen fallen die Eisentiere zwischen all dem anderen Zeug nicht so auf.

»Heute Nachmittag kaufen wir Anziehsachen«, sagt Mums nach dem Mittagessen.

»Für mich nicht«, sage ich, ehe sie fragen kann, ob ich mitkomme.

»Schade, Hanno. Was hast du vor?«

»Im Schuppen arbeiten.«

Mums und Pien kommen mit einer Tasche voller Sachen zurück. Pien legt alles nebeneinander auf den Tisch. Eine Hose, zwei Pullover, drei T-Shirts, eine Leggings ohne Punkte, ein Nachthemd und zwei Paar Schuhe.

»Kriegt sie das alles?«, frage ich. Ich habe noch nie zwei Paar Schuhe gleichzeitig bekommen.

»Pien hat auch ein T-Shirt für dich ausgesucht«, sagt Mums.

»Das mache ich lieber selbst«, sage ich.

Mums seufzt. »Ich weiß, Hanno, aber du warst nun mal nicht dabei.«

Es ist ein rotes T-Shirt mit einem Surfer drauf. Nicht so mein Ding eigentlich, aber doch ganz gut.

»Jetzt habe ich Lust auf eine Tasse Tee«, sagt Mums und setzt Wasser auf.

Während der Tee zieht, blättert sie am Küchentisch in der Zeitung.

»Ach, da werden ja lauter schöne Unternehmungen für die Herbstferien angeboten.« Mums liest vor: »Schnitzeljagd, Zirkusnachmittag, Basteln mit Abfall.«

»Aber wir ziehen doch mit dem Camper los?«, sage ich erstaunt.

In den Herbstferien sind wir immer eine Woche mit Opas Camper unterwegs. Dann schlafe ich im Bett über dem Fahrerhaus, mit eigenem Fenster. Und abends spielen wir Domino am Tisch, der später ein Teil des Betts von Foss und Mums wird.

Mums streicht über die Zeitung und seufzt. »Hanno, es tut mir leid. Ich dachte, dir wäre klar, dass das dieses Jahr nichts wird.«

»Warum nicht?«

Mums zögert kurz. »Weil wir nicht alle in den Camper passen, wenn Pien dabei ist.«

»Sie kann doch auf einer Matratze auf dem Fußboden liegen?«

Mums lächelt über meinen Vorschlag. »Das ginge schon, ist aber verboten. Der Camper ist nur für vier Personen zugelassen. Wir dürfen nicht zu fünft damit unterwegs sein, sonst macht die Versicherung Scherereien.«

»Aber Opa nicht, oder?«

»Nein, aber Opa hat das mit der Versicherung nicht zu

bestimmen. Und für Pien ist es auch nicht gut, wenn sie immer wieder woanders schlafen muss. Sie hat sich gerade erst an ihr Zimmer gewöhnt.«

»*Mein* Zimmer!«

Mums faltet die Zeitung zusammen. »Hanno, ich verstehe wirklich, dass du das schade findest. Aber manchmal laufen die Dinge eben anders. Wir machen uns trotzdem eine schöne Woche.«

Mit meinem Blick durchbohre ich Mums. Weil Pien bei uns wohnt, fahren wir nicht in die Ferien!

Als könnte Mums meine Gedanken lesen, sagt sie: »Pien kann nichts dafür. Und wir machen auch ganz bestimmt mal einen Ausflug, mit unserem eigenen Auto.«

»Das geht wohl von der Versicherung aus, was?«, frage ich sauer.

»Da dürfen sechs Personen rein, du könntest also einen Freund einladen.«

»Stan ist die ganze Woche mit Lasse in irgendeinem Tropendings!« Ich gehe in den Garten und knalle die Tür hinter mir zu. Pien verdirbt wirklich alles!

Im Schuppen nehme ich den schweren Hammer aus der Werkzeugkiste. Mit Wucht schlage ich das alte Schutzblech von Piens Fahrrad auf der Werkbank flach. Das Metall wippt immer wieder hoch und ich haue immer wieder drauf. Etwas anderes fällt mir nicht ein. Die lauten Schläge hallen durch den Schuppen.

Plötzlich sehe ich zwischen meinen Eisentieren das Diktiergerät. Ich muss unbedingt wieder ein paar Sachen einsprechen. Denn auch jetzt, da ich Pien näher erforschen soll, ist alles einfach nur blöd. »Ist ganz bestimmt keine Prinzessin ... Kann nicht mal auf einen Baum klettern ... Hat sich den Fuß verstaucht ... Lässt sich von Mums zur Schule schieben ... Kann nicht normal Rad fahren ... Knallt einfach gegen unser Auto ... Stellt sich an ... Schreibt wirres Zeug ... Kriegt zwei Paar Schuhe ... Passt nicht in den Camper ... Ist nicht versichert ...«

Erst als mir nichts mehr einfällt, merke ich, dass das Band zu Ende ist.

Nur das mit der Prinzessin, dem Klettern und dem verstauchten Fuß ist drauf. Danach nichts mehr. Auch das noch! Mutlos lasse ich das Diktiergerät in die Tasche meiner Fleecejacke gleiten.

Alles an seinem Platz und in manierlicher Eintracht
Ist das ~~wie es sich gehört~~ wie gedacht
Und ~~warum~~ bleibt es jetzt für immer so
Oder nicht – und wäre ich dann froh

14.

DONNERSTAG

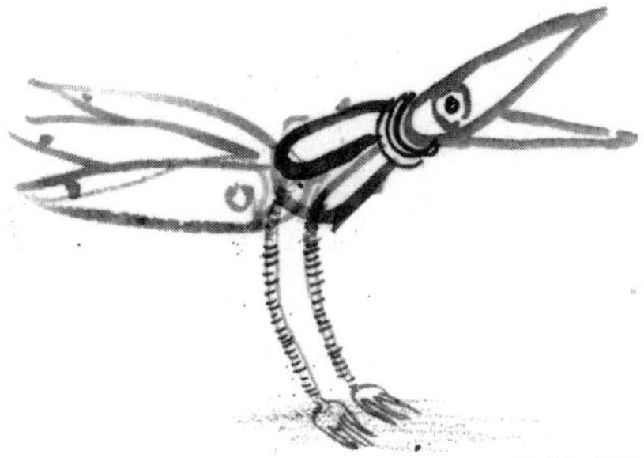

SPEICHEN

»Cooles Shirt, Hanno«, sagt Lasse, als ich meine Jacke aufhänge und er den Surfer auf meinem Bauch sieht. Ich zucke die Achseln, aber plötzlich bin ich total zufrieden mit meinem neuen T-Shirt. Pien steht an der Tür. Ganz kurz kreuzen sich unsere Blicke.

In der Pause reden Lasse und Stan nur über ihre Ferien in dem tropischen Schwimmparadies. »Schade, dass du nicht mitkommen kannst«, sagt Lasse zu mir und grinst.

Ob er das ernst meint? »Ich könnte schon«, sage ich. »Wir fahren nicht mit dem Camper weg.«

Lasse zieht eine Grimasse. »Warum nicht?«

»Wegen Pien.«

»Echt? Zu blöd!« Er sagt nichts mehr über das Schwimmparadies.

»Kann Pien nicht woandershin?«, schlägt Stan vor.

»Wohin denn?«

»Zu ihrer komischen Mutter in dieses Hotel.«

Ich habe den Jungs noch nicht erzählt, dass es eher ein Erholungsheim ist. Ich zögere.

»Und einen Vater wird sie doch auch noch irgendwo haben«, sagt Lasse.

»Der polnische König, logisch«, sagt Stan.

Ich drehe mich um und gehe zu unserem Hügel. Weil die beiden mich nerven.

»Oder zu Frau Pauly!«, ruft Lasse mir nach. »Die hat die ganze Woche frei. Und sie findet Pien doch so großartig.«

Bei Leseverständnis geht es wieder um einen Text über Fossilien und wir müssen Fragen dazu beantworten. Pien zeigt ständig auf, sie weiß viel über die Urzeit. Ich habe die meisten Fragen im Arbeitsbuch ausgelassen, trotzdem mache ich hinter alle ein Häkchen.

Auf dem Nachhauseweg erzählt Pien Mums lang und breit von den Fossilien. Ich sage überhaupt nichts und überlege fieberhaft, wie ich zu Kees kommen kann.

Ich schraube den Deckel meiner Fahrradklingel ab und stecke ihn in die Tasche. Als wir zu Hause ankommen, sage ich: »Na so was, meine Klingel ist kaputt!« Mums und Pien schauen auf die offen liegenden Zahnrädchen.

»Ist das an der Schule passiert?«, fragt Mums.

Ich zucke die Achseln. »Weiß nicht. Jedenfalls brauche ich eine neue.«

»Schreib sie auf deine Geburtstagswunschliste.«

»Dann dauert es noch über einen Monat«, sage ich. »Und eine Klingel ist Pflicht.«

Mums lacht. »Möchtest du jetzt sofort eine neue kaufen?«

Ich nicke. »Bei Kees.«

Es dauert ein paar Sekunden, bis Mums lächelt. »Also gut, zisch ab.« Sie gibt mir fünf Euro.

»Was ist denn mit dir los?«, fragt Kees, noch bevor ich ein einziges Wort gesagt habe.

»Alles!«

»Aha.«

»Diese blöde Ziege verdirbt wirklich alles. Wegen ihr fahren wir nicht in die Ferien!«

»Pien«, sagt Kees nur.

»Sie reißt sich mein Zimmer unter den Nagel, fährt eine Delle in unser Auto, macht die Spülmaschine kaputt, verdirbt die weite Welt und jetzt auch noch die Ferien!«

»Aha, das ist schon mächtig viel«, sagt Kees.

»Und ihren Teller braucht sie auch nicht leer zu essen. Aber das hat nicht mehr auf das Band vom Diktiergerät gepasst.«

Kees seufzt. »Auch das noch.«

Ich trete gegen den Stapel alte Fahrradreifen. »Ja, auch das noch!«

Kees nimmt eine glänzende Felge vom Balken und eine Handvoll neuer Speichen aus der Schublade.

Damit geht er zu seiner Werkbank. »Wie fand sie die Superman-Klingel?«

»Was hat das damit zu tun?«, sage ich und dann etwas leiser: »Dufte oder so was.«

Kees grinst. »Hat sie wirklich ›dufte‹ gesagt?«

Ich nicke.

»Tja, dann hast du eine gute Wahl getroffen«, sagt Kees und er muss wieder lachen. »Dufte! Das finde ich witzig.«

»Dabei konnte sie erst gar nicht Rad fahren«, erzähle ich. »Also musste ich den ganzen Tag mit ihr üben. Das war überhaupt nicht witzig.«

»Und, kann sie's jetzt?«

»Ja, aber dann ist sie vom Baum gefallen!«

»Mit dem Fahrrad?«

»Nein, einfach so. Mit ihren Quadratlatschen!«

»Aha.«

»Und dann konnte sie wieder nicht Rad fahren!«, rufe ich.

»Mannomann, so ein Pech.« Kees legt die Felge auf die Werkbank und in die Mitte eine Nabe.

Nacheinander steckt er die Speichen erst durch ein Loch in der Nabe und dann durch ein Loch in der Felge.

Seine Hände arbeiten schnell und genau.

»Baust du selbst ein Rad?«, frage ich. Kees nickt und hebt das wacklige Rad hoch. Die Nabe kommt in einen speziellen Halter, sodass das Rad gerade bleibt und sich drehen kann. Er zieht immer mehr Speichen ein und befestigt sie mit Muttern an der Felge.

Ich gehe ein wenig näher heran, um besser sehen zu können.

»Könntest du die Nippel bitte alle mal eine Viertelumdrehung anziehen?«, fragt Kees. Er nimmt einen Metallring mit lauter Happen, legt ihn um die Nippel und macht es vor.

Ich mache es nach. Kees spannt weiter neue Speichen ein und dreht die Felge immer ein kleines Stück weiter. Allmählich wird das Rad vollständig.

»Warum geht sie nicht eine Woche zu jemand anderem?«, seufze ich.

»Pien? Zu wem könnte sie denn?«

»Mir doch egal. Nach Polen! Schön weit weg.«

»Das ist ganz bestimmt weit weg.«

»Wenn sie wenigstens die Finger von meinen Eisentieren lassen würde«, brumme ich und ziehe die Nippel schweigend an. Als ich das ganze Rad fertig habe, schaue ich um mich. »Kann ich nicht eine Woche hierbleiben? Dann geht sie mir wenigstens nicht auf die Nerven.«

Nach einer Weile sagt Kees: »Du bist herzlich willkommen, Hanno. Aber ...« Er lächelt. »Du kannst auch versuchen, etwas weniger auf sie zu achten.«

»Aber ich sollte sie doch genau beobachten?«

»Ja. Das hast du getan. Jetzt kommt Schritt zwei.«

»Und das heißt: nicht beobachten?«, frage ich.

»Ganz genau«, antwortet Kees. »Einfach deine eigenen Sachen machen und gar nicht auf sie achten.«

»Und dann?«

»Dann sehen wir weiter«, sagt er und schaltet den Kompressor an.

Ich schaue noch eine Weile zu, wie Kees den Schlauch überprüft und abreibt.

Zeit zu gehen. Aus der Ausrangierkiste ziehe ich ein paar alte Schläuche und aus der roten Dose an der Tür nehme ich einen der letzten Glückskekse. »Sie sind fast alle«, sage ich. Kees nickt.

Draußen lese ich den Zettel. MIT EIN WENIG ÖL LÄUFT ALLES WIE GESCHMIERT steht darauf. Ich stopfe ihn in mein Seitenfach. Bevor ich losfahre, hole ich den Klingeldeckel aus meiner Tasche und drehe ihn wieder fest.

»Ich habe eine alte Klingel in der Ausrangierkiste gefunden«, sage ich zu Mums, als ich ihr das Geld zurückgebe.

»Das ist Glück im Unglück«, antwortet sie. Es klingt wie ein Satz aus einem Keks von Kees.

Im Schuppen zerschneide ich einen der Schläuche und schiebe zwei Stücke mit einem Loch darin über das alte Ventil. Eine Libelle. Wenn man genau hinguckt.

Abends, als Mums an meinem Bett sitzt, frage ich doch: »Kann Pien in den Ferien nicht woanders wohnen?«

Sie schüttelt den Kopf. »Ach, Schatz, dann müsste sich Pien schon wieder an andere Menschen gewöhnen.«

Ich schaue eine Weile auf die Astlöcher in den Holzlatten und dann zu Mums. »Hat sie sich denn schon an uns gewöhnt?«

»Ein wenig bestimmt. Wir geben uns ja alle viel Mühe.«

Während sie meine Bettdecke zurechtzupft, redet sie weiter: »Wir machen's uns wirklich schön in den Ferien, Hanno. Foss denkt sich was aus. Und gleich am Sonntag machen wir einen Ausflug.«

»Wohin?«

»In den Wald bei Herwegen.«

»Herwegen?«

Mums nickt. »Und dann gehen wir auch kurz bei Dora vorbei. Das ist schön für Pien.«

»Ich komme echt nicht mit in so ein Kurdings!«

Mums seufzt. »Dann bleibst du eben im Wald und spielst. Kein Problem.«

Felsen, die sich anknurren
Keine ~~Steine~~ Planeten, die ~~immer~~ aufeinanderprallen
Aber Hanno ~~will keine~~ findet alles mau
Mit ~~einer Prinzessin~~ mir im Schlepptau

15.

FREITAG

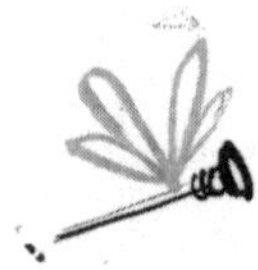

SPRUNGSCHANZE

Ich setze mich absichtlich mit dem Rücken zu Piens Tischgruppe, um nicht auf sie zu achten. Aber ihre blecherne Stimme höre ich trotzdem. Dadurch schaffe ich manche Rechenaufgaben nicht, obwohl sie überhaupt nicht schwierig sind. Pien erzählt den anderen an ihrem Tisch etwas von Prinzessinnen und Seidenkleidern.

Stan beugt sich zu mir und sagt: »Pien fantas…«

»Stopp!«, sage ich laut und dann leiser: »Nicht auf sie achten.«

Stan sieht sich in unserer Gruppe um und macht sich dann wieder an seine Aufgaben.

»Seit wann achtest du nicht mehr auf Pien?«, fragt er in der Pause.

»Seit heute.«

»Und warum?«

»Dann ist es nicht so schlimm«, antworte ich und renne zu den Fahrradständern, um nichts erklären zu müssen.

Nach der Pause räumen wir das Klassenzimmer auf und machen alles sauber. Und zum Schluss liest Frau Pauly noch ein Kapitel aus *Matilda* vor. Die hat's auch nicht leicht.

Und dann sind Herbstferien.

Einfach deine eigenen Sachen machen, hat Kees gesagt. Mir fällt sofort etwas ein.

In der Auffahrt baue ich eine Fahrrad-Sprungschanze aus einem langen Brett auf ein paar Ziegelsteinen. Wenn man genug Tempo macht, fliegt man wirklich ein Stück und landet danach schön mit Vorder- und Hinterrad gleichzeitig. Ich kann es immer besser.

Pien steht erst eine Weile am Fenster und schaut zu. Dann kommt sie auch nach draußen.

Ich bemühe mich nach Kräften, sie zu übersehen. Aber als sie sich mitten auf die Auffahrt stellt und fragt, was ich da mache, wird es schwierig.

»Schanzenfahren, und du stehst im Weg«, sage ich, ohne sie anzusehen.

Pien tritt einen Schritt zur Seite und schaut mir noch eine kleine Weile zu. Dann holt sie ihr Fahrrad aus dem Schuppen.

»Das ist zu gefährlich«, sage ich schnell.

»Du machst es doch auch«, erwidert Pien. »Und so schwierig sieht das gar nicht aus.«

Ich erkläre ganz deutlich, dass man so richtig Fahrt haben muss und auf keinen Fall bremsen darf. Pien macht es aber genau umgekehrt: Sie fährt total langsam und bremst dann am Ende des Bretts. Dadurch stellt sich das

Vorderrad quer. Pien hängt schlaff über dem Lenker und die Kette liegt auf dem Brett. Gerissen.

»Wie kann man nur so blöd sein!«, rufe ich und renne zu ihr. »Alles okay?«, frage ich unbeholfen.

»Nein«, stöhnt sie.

Ich bücke mich nach der öligen Kette. Sie rutscht mir aus der Hand und landet auf dem Boden.

Pien bekommt einen Schrecken. »Ist das Fahrrad jetzt kaputt?«

»Nur die Kette.«

»Kannst du das reparieren?«

»Vielleicht«, sage ich und sehe mir die Enden der Kette an. Die Kettenglieder sind verbogen und der kleine Verbindungsstift hat sich gelöst.

Mums ist aus dem Haus gekommen und sieht sich die Bescherung an. »Das war ja zu erwarten, Hanno«, sagt sie sauer.

»Bei mir ist alles gut gegangen. Aber Pien ...«

Mums stellt das Rad gerade hin und zeigt auf den Kettenhaufen: »Das repariert ihr jetzt.« Sie seufzt und schaut auf ihre Uhr. »Und wenn ihr es nicht schafft, bringt ihr das Rad gleich morgen früh zu Kees. Pien muss in den Ferien Rad fahren können.«

Abends bleibt Mums ein wenig länger auf meiner Bettkante sitzen. Sie streichelt mir den Rücken. »Pien ist wirklich nicht die Allersportlichste«, sagt sie.

Ich bleibe mit dem Rücken zu ihr gewandt liegen. »Sie ist die Allerunsportlichste.«

»Sie hat kaum Gelegenheit gehabt, solche Sachen zu üben. Aber du hilfst ihr ja nun, das aufzuholen.«

»Weil ich muss. Und die Kette ist noch immer kaputt.«

»Dann soll Kees sich darum kümmern.« Mums ist kurz still und fragt dann: »Soll ich dir mal wieder was vorlesen?«

Ich zucke die Schultern. Ich weiß nicht, ob ich das will. Vorlesen, das gehört zu meinem eigenen Zimmer, zu meinem eigenen Bett. »Lies lieber Pien was vor«, sage ich.

»Ich möchte aber gern dir vorlesen. Da war doch eine Rittergeschichte …« Mums holt das Buch und fängt an vorzulesen. Ich lausche mehr ihrer Stimme als der Geschichte. Für mutige Ritter habe ich nicht viel übrig.

Wie auf einem Bild für Kinder
~~Bremse ich~~ Falle ich von meinem ~~neuen~~ Rad
Meine ~~Fahrrad~~Kette ist ~~kaputt~~ gerissen
Und Hanno ~~steht daneben~~ steht da stocksteifgrad

16.

SAMSTAG

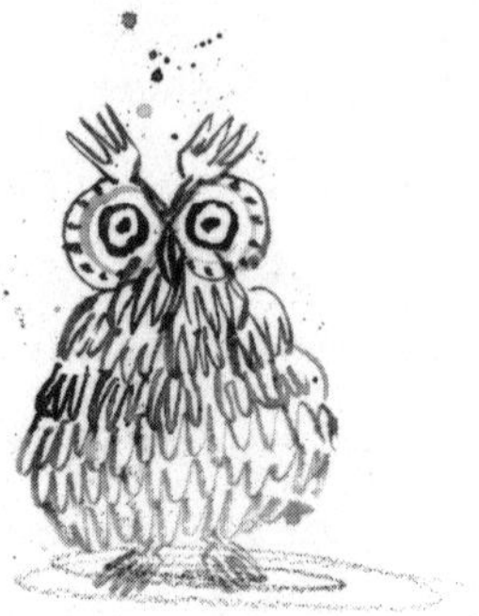

VERSCHWUNDEN

Ich will nicht, dass Pien zu Kees mitkommt, aber Mums findet, dass wir beide schuld sind an dem Sturz. Und dass wir beide was daraus lernen sollen.

Die kaputte Kette packe ich in meine Fahrradtasche. Vielleicht kann Kees sie ja noch reparieren.

Pien geht mit dem Rad an der Hand hinter mir her. An der Ecke schaue ich über die Schulter, ob sie mir noch folgt. Es ist still auf der Straße. Als wären alle in die Ferien gefahren. Auch die Dorfstraße ist wie ausgestorben. Die Schiebetür der Werkstatt ist geschlossen. Vielleicht wegen der Kälte. Aber ich höre auch kein Radio und keine Maschine. Ich ziehe am Griff. Die Tür bewegt sich nicht.

»Ist der Fahrradmechaniker nicht da?«, fragt Pien.

»Kees ist immer da«, antworte ich und ziehe noch mal.

Dann drücke ich auf die Klingel und trete ein paar Schritte zurück, um zu sehen, ob irgendwo Licht brennt. Über der Tür steht in alten grauen Buchstaben: FAHRRADHANDEL UND REPARATUREN VAN DER WIEL & SOHN.

Nichts tut sich.

Pien lehnt sich an die Schiebetür und seufzt. »Ist er im Urlaub?«

Ich schüttele den Kopf. »Kees fährt nie in Urlaub.«

»Und jetzt? Warten?«

Ich denke nach. Kees ist kein Langschläfer. Im Gegenteil, er fängt gern früh an. »Wir gehen zurück«, sage ich und nehme mein Fahrrad.

Pien geht mit ihrem wieder hinter mir her. Seltsam, dass Kees nicht da ist. Er ist sonst immer da. Von früh bis spät. Im Sommer und im Winter. Nur sonntags nicht. Und heute nicht.

»Vielleicht ist er krank oder wütend oder so«, überlegt Pien laut. »Oder verschwunden. Das passiert manchmal.«

»Was passiert manchmal?«

»Dass jemand verschwindet«, sagt sie. »Einfach so.«

»Ich kenne niemanden, der einfach so verschwunden ist. So was gibt's nur im Fernsehen«, sage ich.

»Auch in echt.« Sie zögert einen Moment. »Mein Vater.«

Das ist das erste Mal, dass sie ihren Vater erwähnt. Ich weiß nicht so recht, was sie meint. Verschwunden ist er? Wohin? Oder ist das wieder so ein Prinzessinnenquatsch? Bevor ich mich nachzufragen traue, gibt Pien schon Antwort: »Nach Polen.«

Sie sagt es mit ihrer Roboterstimme, völlig gleichgültig.

»Was macht er dort?«, frage ich.

»Gedichte schreiben.«

»Den ganzen Tag?«

Pien zuckt die Achseln.

»Warum ist er nicht hier oder bist du dort?«, frage ich. Wieder zuckt Pien die Achseln.

Dann sind wir vor unserem Haus angekommen.

Mums ist erstaunt, dass wir so schnell wieder da sind.

»Er hatte zu«, sagt Pien.

»Bestimmt ist er im Herbsturlaub«, sagt Mums.

»Kees fährt nie weg«, sage ich.

»Oder er ist heute ein wenig später dran«, sagt Mums.

Aber auch am Nachmittag ist die Schiebetür geschlossen.

Ich versuche noch einmal, die Kette selbst zu reparieren. Mit einem Kettennieter aus der Plastikkiste vom Regal, aber ich komme mit dem kleinen Stift nicht klar. Auch nicht mit Hilfe von Foss. Ohne Kees kann Pien vorläufig nicht Rad fahren.

Als hätten sich hier die Ebenen nicht verschoben
Und als ob kein ~~tiefer Gedanke~~ Zweifel mehr besteht
Erzähl ich von meinem ~~verschwundenen Dichter~~ Vater
Und ~~warum~~ wie das einfach ~~so schwierig~~ so geht

17.

SONNTAG

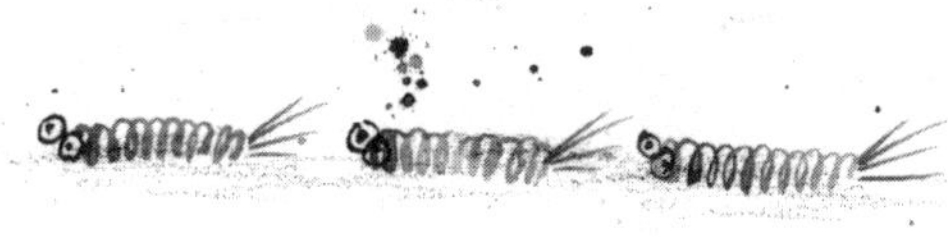

KARIERT

»Als ihr am Mittwoch Klamotten gekauft habt, war es doch auch kein Problem«, sage ich, den Mund voller Zuckerbrot.

Mums setzt sich an den Frühstückstisch. »Schatz, da warst du nur eine Stunde allein. Jetzt sind wir viel länger weg.«

»Wie lange denn?«

»Die Autofahrt dauert fast eine halbe Stunde. Dann machen wir einen Spaziergang und trinken noch in aller Ruhe etwas.«

»Und Foss?«

»Der ist den ganzen Tag mit Tim im Rugbyclub. Und ich will nicht, dass du so lang allein rumhängst.«

Mums streicht dick Butter auf ihr Brot. »Es liegt so schön im Wald.«

»Dieses Kurdings? Da gehe ich nicht hin«, sage ich.

»Du brauchst auch nicht rein, Hanno. Aber du kommst mit«, sagt Mums streng. Schmollend esse ich mein Brot auf. Tolle Ferien!

Pien sitzt die ganze Fahrt über still und blass da und starrt vor sich hin. Vielleicht will sie ja auch nicht rein.

Mums seufzt immer lauter und schimpft vor sich hin. Ohne Foss verfährt sie sich andauernd. Wir sind schon fast eine Dreiviertelstunde unterwegs, als ein großer Parkplatz in Sicht kommt.

»Ziel erreicht«, sagt Mums erleichtert.

Ich schaue mich um und sehe nur Bäume.

»Wo ist dieses Kurdings?«, frage ich.

»Ich glaube, ein Stück im Wald«, sagt Mums und sie zeigt auf ein großes Holzschild.

ERHOLUNGSSTÄTTE BIRKENHEIM steht darauf.

Ich muss an die alte Schrift über der Schiebetür von Kees' Werkstatt denken. »Eine Art Werkstatt für Menschen?«, frage ich.

»Ja, so was in der Art, Hanno«, sagt Mums. »Wenn dein Licht nicht mehr leuchtet oder deine Kette gerissen ist. Bitte aussteigen!«

Pien macht ihre Tür auf und klettert aus dem Auto. Sie ist noch immer still und kreidebleich.

Eigentlich sollte ich ja nicht auf sie achten, aber ich frage trotzdem: »Alles okay bei dir?«

Jetzt merkt Mums es auch. »Fehlt dir was, Pien? Ist dir schlecht? Hol mal ganz tief Luft.«

Hinter den goldgelben Bäumen ist das beigefarbene Gebäude kaum auszumachen. Langsam gehen wir darauf zu. Pien ist noch immer still.

»Am besten, wir holen Dora einfach ab und gehen zusammen in den Wald, solange es noch trocken ist«, sagt Mums, als wir vor dem Eingang stehen.

»Ich warte hier«, sage ich.

Während Mums und Pien drinnen sind, betrachte ich die Tafel mit den Wanderrouten. Waldspaziergänge ohne Foss sind total öde und sollten möglichst kurz sein.

»Na, Hanno, welchen Weg nehmen wir?«, fragt Mums, als sie aus dem Gebäude kommen.

Dora steht Hand in Hand mit Pien da. Das sieht seltsam aus. Dora schaut ein wenig ängstlich zum Himmel. Ihr Gesicht ist so grau wie immer, aber um den Hals trägt sie einen bunten Schal. Das ist neu.

»Den gelben«, sage ich.

Auf dem Waldweg lässt Pien Doras Hand los und geht voran. Immer wieder sieht sie sich um.

Ich schlurfe hinter Mums und Dora her und schnappe ein paar Gesprächsfetzen auf. Es geht um das Essen, den Arzt, die anderen Gäste und den Herbst. Dora tritt das Laub beiseite und gibt kurze Antworten. Man merkt deutlich, dass sie den Herbst nicht sonderlich mag.

Dann höre ich Mums fragen: »Hast du schon was aus Polen gehört?«

Mein Atem stockt, aber meine Füße werden schneller und schleichen näher heran.

Dora antwortet nicht. Sie schüttelt nur den Kopf.

»Wer weiß, vielleicht kommt das ja noch«, sagt Mums und legt Dora einen Arm um die Schulter. Dann schaut sie sich plötzlich um. »Hanno, lauf doch schon mal mit Pien vor. Sucht die gelben Wegzeichen.«

Ich fühle mich ertappt und renne gleich los. Pien habe ich schnell überholt. Rennen können polnische Prinzessinnen jedenfalls nicht!

Ich sitze schon eine Weile auf dem Mäuerchen vor dem Eingang zum Birkenheim, als Pien ankommt. Sie hat ihre Jacke um den Bauch geknotet und hält einen Strauß Herbstblätter in der Hand. Als Mums und Dora endlich auftauchen, sehe ich, dass Dora dunkle Ringe um die Augen hat. Der Herbstspaziergang hat ihr anscheinend nicht gutgetan.

»Jetzt haben wir uns eine schöne Tasse Tee verdient, was?«, sagt Mums munter. »Hanno, komm auch mit. Ich habe Schokomuffins dabei.«

»Ich esse meinen hier«, sage ich.

»Hanno, die Muffins gibt's zum Tee. Drinnen!«, sagt Mums streng.

Langsam stehe ich auf. Gegen leckere Schokomuffins bin ich machtlos. Und gegen Mums auch.

Wir folgen Dora durch die weißen Gänge. Sie bleibt vor einem großen Raum stehen, in dem alles grün kariert ist. Die Stühle, die Vorhänge und sogar die Decke auf dem langen Tisch. »Am Wochenende ist hier fast keiner«, sagt sie, knöpft ihre Jacke auf und setzt sich dann still auf das Sofa am Fenster. Ich entscheide mich für einen Stuhl am Tisch.

»Können wir hier Tee machen?«, fragt Mums.

»Den bestellt man in der Küche. Ein paar Türen weiter«, sagt Dora.

Als Mums geht, springt Pien auf: »Ich komme mit.«

Plötzlich bin ich allein mit Dora in dem großen karierten Raum. Sie schaut aus dem Fenster. Ich auch, weil ich wissen will, was sie sieht. Draußen ist alles herbstlich und den Herbst mag sie ja nicht. Betrachtet sie etwa ihr Spiegelbild im Glas? Eine Frau auf einem Sofa. Warum sitzt sie da? Worauf wartet sie?

Ich höre sie leise summen. Immer wieder dieselbe Melodie.

Nach einer Weile frage ich: »Ist Piens Vater wirklich ein polnischer Dichter?«

Dora dreht sich um und sieht mich schweigend an. Sie blinzelt nervös und ihre Lippen scheinen nach Worten zu suchen. Aber dann schüttelt sie nur den Kopf.

Bevor ich eine weitere Frage stellen kann, kommen Pien und Mums mit einem Tablett voller Tassen und einer glänzenden Teekanne zurück. Schweigend trinken wir den Tee. Nicht einmal Mums sagt etwas. Zum Glück sind die Schokomuffins sehr groß.

Bevor wir gehen, begleiten wir Dora noch in ihr Zimmer. Dort ist nur der Bettüberwurf kariert. Ansonsten ist da noch ein hoher Schrank und am Fenster ein Tischchen. Und hinter einer schmalen Tür hat sie ein eigenes Badezimmer.

»Ein schöner Ort, um ein wenig zur Ruhe zu kommen«, sagt Mums.

Dora nickt.

»Pien, du könntest was für deine Mutter machen. Ein schönes Bild zum Aufhängen vielleicht.«

Pien zuckt die Achseln. »Vielleicht.«

»Wir haben zu Hause große Bogen Papier. Komm, wir gehen, dann kannst du gleich heute Nachmittag damit anfangen.«

Das ist bestimmt eine Ausrede von Mums, um hier wegzukommen.

Draußen sehen wir Dora am Fenster stehen. Sie hält die Hand hoch, winkt aber nicht.

Am Auto fragt Mums Pien, wie sie sich fühlt.

»Okay.«

»Möchtest du auf dem Rückweg lieber vorne sitzen?«

Sie schüttelt den Kopf.

»Dann will ich!«, rufe ich sofort.

»Nein, Hanno. Das darf man nur ausnahmsweise so machen. Ich will einfach nicht, dass Pien schlecht wird.«

»Ach, und mir darf ruhig schlecht werden?«

»Hanno, bitte!«

Pien und ich sitzen auf der Rückfahrt schweigend hinten. Mums fragt Pien ab und zu, wie es ihr geht. Ihre Antworten werden immer leiser und sie wird immer blasser.

Als sie hellgrün im Gesicht wird, sage ich zu Mums, sie solle lieber kurz anhalten. Sofort tritt sie auf die Bremse und parkt das Auto auf dem Grünstreifen. Pien steigt aus und geht ein bisschen hin und her.

»Das war gerade noch rechtzeitig«, sagt Mums, als wir

wieder weiterfahren. Pien sitzt jetzt doch vorne und blickt starr vor sich hin.

Zu Hause ist sie wieder quietschlebendig. Mums legt ein großes Blatt Papier und die Schachtel mit den Malsachen für sie hin. Aber Pien läuft schnell in ihr Zimmer.

Ich hoffe, dass Kees morgen wieder da ist. Nicht nur wegen der Fahrradkette, sondern auch wegen der ganzen Pien-Sachen. Nicht auf sie achten ist wirklich nicht einfach.

Ein Pfad in Gestalt eines Pfades von immer
nach immer
~~Aber~~ Zusammen ~~fühlt sich doch~~ und doch nicht
beieinander sein
Jeder ~~nur für~~ mit sich allein
Bis ~~wir nach drinnen~~ es Muffins gab im großen Zimmer

WOCHE 3

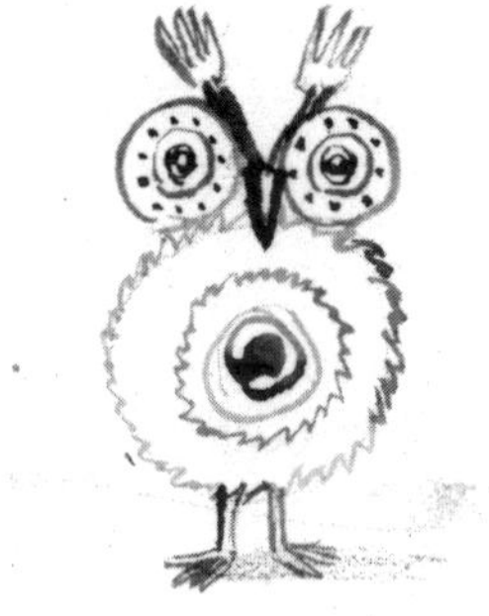

18.

MONTAG

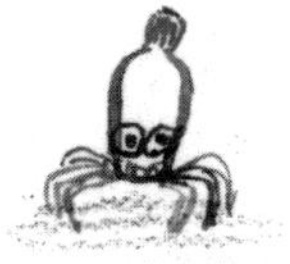

UMSTÄNDE

Als ich in die Dorfstraße komme, sehe ich sofort, dass die Werkstatt noch immer geschlossen ist. Trotzdem gehe ich hin. Jetzt hängt ein Zettel an der Tür:

Der Umstände halber geschlossen
In Notfällen melden Sie sich bitte im Clausweg 27

Eine gerissene Kette ist bestimmt kein Notfall. Ich gehe wieder mit dem Rad nach Hause. Was für ein seltsamer Zettel.

Ob was passiert ist? Kees ist doch immer da!

Zu Hause frage ich Mums: »Was sind Umstände?«

Sie sieht von ihrem Buch auf und schiebt ihre Lesebrille etwas herunter, damit sie darüberschauen kann. »Welche Umstände?«

Ich zucke die Achseln. »Halber.«

»Ach so, der Umstände halber«, sagt sie und lacht. »Das bedeutet so viel wie ›wegen‹. Weil etwas ist, wie es ist.«

Das macht es nicht viel klarer.

»Wo hast du das gesehen?«, fragt Mums.

»Bei Kees. ›Der Umstände halber geschlossen‹ stand da.«

»Vielleicht ist er krank. Grippe oder so.«

»Aber wer hat dann den Zettel aufgehängt?«

»Kees wird jemanden geschickt haben oder er ist selbst kurz hingegangen.« Mums schiebt ihre Brille wieder hoch und liest weiter.

Ich versuche, mir Kees im Bademantel vorzustellen. Es gelingt nicht.

Wenn er Grippe hat, warum steht dann nicht da: Der Grippe halber geschlossen?

Ich bleibe den ganzen Regennachmittag im Schuppen. Endlich habe ich Zeit für die Scheinwerferlaus. Mit Beinen aus Kettenspannern. Mums kommt ein paarmal, um was zu holen, und fragt dann immer: »Alles in Ordnung bei dir?«

Als ich zum Essen ins Haus gehe, sehe ich sofort, was Pien den Nachmittag über gemacht hat. Der Papierbogen ist vor allem grün. Es ist eine Landschaft mit Hügeln und Blümchen im Gras. In der Ferne ein paar Bäume. Pien kann ziemlich gut malen.

Nach dem Essen gehe ich noch rasch in den Schuppen und stelle die Laus zu den anderen Eisentieren. Ihr fehlen noch zwei Beine.

Ich geh über den grünenden Hang

Überall ~~kann ich hin~~ ist Gras

~~Warum~~ Zwischen den Blümchen ~~liege~~ darf ich träumen

Von einem Haus ~~am Wald~~ umringt von Bäumen

Nur für uns ~~drei zusammen~~ drei

Aber ~~ich traue mich~~ wir sind nicht dabei

19.

DIENSTAG

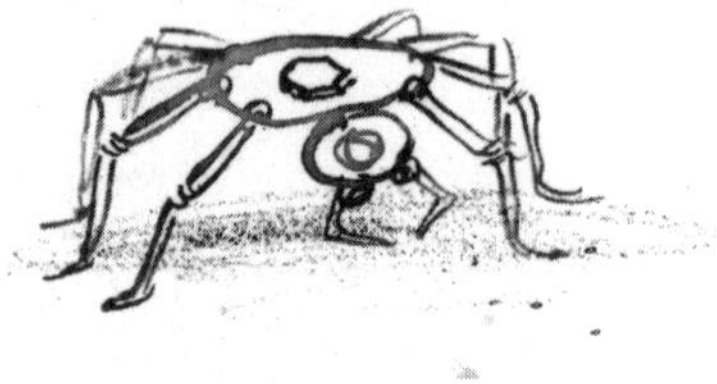

HORIZONT

Es ist ein nasser Tag. Mums erlaubt uns, am Vormittag fernzusehen.

Nachmittags bin ich wieder im Schuppen. Es gelingt mir, auch die letzten Läusebeine anzuschrauben. Als ich merke, wie kalt meine Finger geworden sind, gehe ich zurück ins Haus.

Pien malt wieder an ihrem Bild. Beim Näherkommen höre ich sie leise summen. Es klingt wie bei Dora. Der Himmel ist jetzt bunt: lila vor allem. Mit ein paar dunkelgrauen Wolken und einer Sonne dahinter, die versucht durchzubrechen. Über den Hügel zieht sich ein schmaler Pfad zum Horizont und ein kleiner Bach strömt im Tal. Aus den Bäumen in der Ferne ist ein richtiger Wald geworden, über dem Vögel fliegen.

»Ist das für deine Mutter?«, frage ich.

Pien nickt.

Nach dem Essen erledigen Tim und ich wieder zusammen den Abwasch. Mit einer Packung Kakao.

Mums geht mit Pien ins Badezimmer. Ob sie wieder Läuse hat?

Als ich kurze Zeit später nach oben komme, sind Piens Haare in zwei straffe Zöpfe geflochten.

Ich nehme meinen Pyjama vom Haken im Bad und mache, dass ich ins Bett komme. Igitt. Ich mag nur Scheinwerferläuse.

»Wie viele waren's?«, frage ich, als Mums die Vorhänge in Tims Zimmer zugezogen hat und sich an mein Bett setzt.

Sie versteht nicht, was ich meine.

»Läuse.«

»Oh, nein.« Mums lächelt. »Wir haben nur Piens Haare gewaschen, sie möchte gerne mal Prinzessinnenhaare.«

»Was für Haare?«, frage ich erstaunt.

»Wenn man mit nassen, stramm geflochtenen Zöpfen schläft, hat man am nächsten Tag schöne Wellen im Haar. Wie eine Prinzessin.«

»Mir ist wirklich klar, dass Pien keine Prinzessin ist, weißt du.«

Mums lächelt. »Aber ein sehr besonderes Mädchen ist sie schon.«

Ich ziehe mir die Sternendecke über den Kopf.

»Kein Gute-Nacht-Gespräch? Keine Geschichte?«, fragt Mums. Nach einer Weile steht sie auf. »Schlaf schön, Hanno.«

Ich liege noch ein wenig wach. Ob Mums etwas über Piens Vater weiß?

Der Blick schweift über andere Hügel in die Stille
Die ~~kalte~~ Sonne lässt ~~ihre vielen~~ ein paar Strahlen ziehn
Im Gras ~~wächst~~ stehen ~~Klatschmohn~~ Rosen
~~Und da gehe ich.~~ Dort ist ein Mädchen
Pien

Mitten in der Nacht wache ich auf, weil ich pinkeln muss. Der Kakao.

Im Gang sehe ich wieder den Lichtstreifen. Ist Pien wach? Ich schleiche hin und lausche an der Tür. Erst höre ich nur meinen eigenen Herzschlag. Dann ein leises Summen und ein Kratzen wie von einem Stift. Ich lege die Hand auf die Klinke und drücke sie langsam runter. Dann reiße ich die Tür mit einem Ruck auf. Pien sitzt wie versteinert auf dem Bett. Sie hat das rote Schulheft auf dem Schoß. Und neben ihr auf der Bettdecke sehe ich ein Buch. Das orangefarbene aus der karierten Tasche.

Sie sieht mich schweigend an.

»Kannst du nicht schlafen?«, frage ich.

Sie zuckt die Achseln. »Ich bin nachts oft wach.«

»Die ganze Nacht?«

»Nein, nur eine Weile.«

»Und warum machst du dann das Licht an?«

Pien antwortet nicht.

»Liest du?« Ich zeige auf das Buch.

Schnell steckt sie es unter die Bettdecke. Dadurch habe ich nur noch mehr Fragen.

Nervös wickelt sich Pien einen Zopf um die Hand.

»Warum möchtest du Prinzessinnenhaare, wenn du doch gar keine Prinzessin bist?«, frage ich.

»Aber polnisch bin ich«, sagt sie. »Halb.«

Ich lasse den Blick von ihren Zöpfen zu ihren Füßen wandern. »Ja und?«

»Und mein Vater ist berühmt.«

»Berühmt wofür?«

Pien zupft an dem Pinsel unten an ihrem Zopf. »Für seine Gedichte.«

»Berühmte Gedichte?«

Sie nickt.

Ich ziehe die Augenbrauen zusammen. Das kann jeder behaupten. »Woher weißt du das?«

Langsam verschwindet ihre Hand unter der Decke.

»Daraus«, flüstert sie und zieht das Buch hervor. Ihre Finger streicheln die eingeprägten Buchstaben auf dem Umschlag.

Ich setze mich neben Pien aufs Bett, um zu sehen, was da steht: *Der Augenblick.*

Sie schlägt das Buch auf und da steht das Gleiche in schwarzer Schrift.

Darunter WISŁAWA SZYMBORSKA.

»Ist das dein Vater?«

Pien nickt.

»Aber du heißt doch van Putten?«

»Das ist der Name meiner Mutter.«

Unten auf der Seite steht in spitzer Handschrift etwas: *Wiersze dla mojej księżniczki Pina. Na później.*

Pien sagt: »Das bedeutet: ›Gedichte für meine kleine Prinzessin Pina. Für später.‹«

»Pina?«, frage ich.

»Ja, das bin ich.«

Ich sehe mir noch mal die Handschrift an. »Hast du darum gesagt, du wärst eine Prinzessin?«

Pien gibt keine Antwort und klappt das Buch wieder zu.

»Hat er die Gedichte geschrieben?«

Sie nickt.

»In welcher Sprache?«, frage ich.

»Auf Polnisch. Jemand hat sie für ihn übersetzt.« Pien öffnet das Buch wieder und zeigt auf den zweiten Namen unter dem Titel.

»Worum geht es in den Gedichten?«, frage ich.

Pien zuckt die Achseln.

»Weißt du das nicht? Du liest sie doch.«

Zögernd blättert sie zum ersten Gedicht. Dann hält sie das Buch so, dass ich selbst lesen kann.

Das Gedicht heißt auch *Der Augenblick.* Vor fast allen Zeilen ist ein Bleistiftstrich.

»Wofür sind die Striche?«, frage ich.

Pien legt ihre Hand auf die Seite. »Ich nehme immer nur eine Zeile.«

»Eine Zeile? Warum?«

»Das ist genug. Echte Gedichte sind sehr schwierig.«

Ich nehme das Buch von ihrem Schoß und lese ein paar Zeilen:

Ich geh über den grünenden Hang.
Gras, Blümchen im Gras
wie auf einem Bild für Kinder.
Der Himmel neblig, schon blauend.

»Da geht es um dein Bild!«, sage ich.

Pien zuckt erst die Achseln und nickt dann.

Ich lese noch ein paar Zeilen und schlage dann die Seite um. »Sind die alle so schwierig?«

Wieder nickt sie.

Ich blättere weiter. *Im Gewimmel. Wolken. Negativ. Der Telefonhörer. Aus Erinnerungen.*

»Hat dein Vater auch so große Hände und Füße?«, frage ich plötzlich.

Pien sieht mich erstaunt an. »Keine Ahnung.« Sie nimmt mir das Buch weg und drückt es an sich.

»Dass er dichtet, ist das Einzige, was ich von ihm weiß.«

»Du hast ihn noch nie gesehen?«

Sie schüttelt den Kopf.

»Und deine Mutter?«

»Mama?«

»Sie wird ihn doch wohl kennen, oder?«

Pien schaut auf den Fußboden.

»Oder?«, dränge ich.

Sie seufzt. »Mama hat nie etwas von ihm erzählt. Auch nicht über seine Hände oder Füße.«

»Nur, dass er dichtet«, sage ich.

Pien schüttelt den Kopf. »Das habe ich selbst entdeckt.«

»Wie denn?«

Sie streichelt über den Leinenumschlag. »Als ich das Buch gefunden habe.«

»Wo?«

»Im Schrank in Mamas Zimmer. Ich wollte eine Extradecke für sie holen, weil sie krank war.«

»Wann war das?«

»Vor ein paar Monaten.« Pien fummelt wieder an ihrem Zopf herum. »Es lag zwischen den Decken.«

»Aber woher weißt du, dass es von deinem Vater ist?«

»Ich hab den Namen ›Pina‹ darin gesehen. So heiße ich in Wirklichkeit: Pina Maria van Putten.«

Pien streicht mit den Fingern über die Buchstaben. »Aber den Rest von der Handschrift konnte ich nicht lesen. Also hab ich Mama gefragt, was da steht.«

»Und?«

»Erst hat sie gesagt, sie weiß es nicht.«

»Und dann?«

»Dann bin ich wütend geworden.«

»Warum?«

»Weil ich's nicht geglaubt hab.« Pien seufzt. »Da hat sie gerufen, dass es von meinem Vater ist und dass da steht: ›Für meine kleine Prinzessin Pina. Für später.‹ Und dass es noch längst nicht später ist.«

»Später?«, wiederhole ich.

Pien nickt. »Es sind Gedichte für Erwachsene.«

»Was hat sie sonst noch über ihn erzählt?«

»Nichts. Bloß, dass das Buch das Einzige ist, was sie von

ihm hat. Und dass ich nicht weiterfragen soll. Dass sie sonst krank wird.«

Ich sehe Pien an und frage: »Krank? Aber sie war doch schon krank?«

»Ja«, sagt Pien plötzlich patzig. Und schon ist das Buch wieder unter der Bettdecke verschwunden.

»Ist sie darum noch immer krank?«, frage ich.

»Natürlich nicht. Ich hab ja nichts mehr gefragt! Was mischst du dich überhaupt ein? Mit Mama ist alles in Ordnung.«

»Aber warum …«

Plötzlich steckt Foss verschlafen den Kopf um die Ecke.

»Was macht ihr um Himmels willen? Es ist halb drei!«

»Das fragst du am besten Hanno.« Pien schlüpft ins Bett und zieht sich die Decke über den Kopf.

Mit einem Mal spüre ich die Kälte. Mir die Schuld geben! Voll gemein! Pien war selbst wach!

Foss reibt sich gähnend die Augen. »Ich höre, Hanno.«

»Ich musste pinkeln«, sage ich und spüre meine volle Blase wieder. »Noch immer eigentlich.«

»Was tust du dann hier?«, fragt Foss jetzt streng. »Mach dein Geschäft und dann ab ins Bett!«

Als ich von der Toilette komme, zischt Foss mir noch zu: »Morgen früh brechen wir zeitig auf. Und zeitig heißt *sehr früh*!«

20.

MITTWOCH

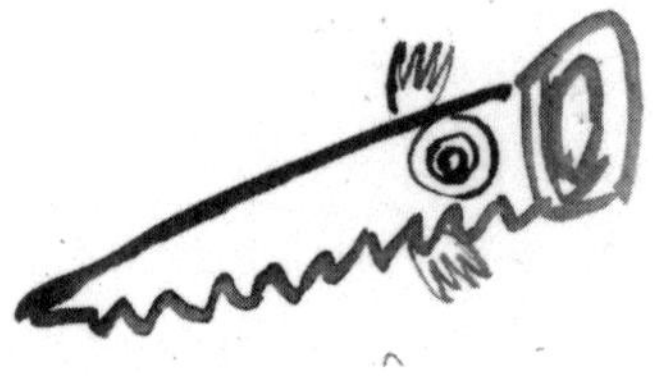

HAIFISCHZÄHNE

»Heute wandern wir nach Belgien«, sagt Foss beim Frühstück.

»Wandern?« Tim verzieht das Gesicht.

»Ja«, sagt Foss streng und fügt dann mit einem Lächeln hinzu: »Aber erst fahren wir ein Stück mit dem Auto.«

»Und warum fahren wir nicht die ganze Strecke?«

»Weil man da mit dem Auto nicht hindarf.«

»Ein Schmuggelpfad?«

»Nein, ein Naturschutzgebiet.« Foss sieht, dass wir enttäuscht sind. »Und nach der Wanderung suchen wir Haifischzähne.«

»Wo?«, frage ich.

»Am Strand.«

»Liegen die dort einfach so rum?«

»Ja, es sind glänzende dunkelbraune Dreiecke mit einer scharfen Spitze. Millionen Jahre alte Versteinerungen. Wenn du gut suchst und ein wenig Glück hast, findest du welche.«

»Warum gehen wir dann nicht gleich zu den Haifischzähnen?«

»Wegen der Gezeiten. Wir müssen kurz nach der Flut dort sein, und das ist erst am Nachmittag. Davor können wir eine schöne Wanderung machen.« Foss reibt sich die Hände. Er freut sich darauf. Wir nicht.

Mums schmiert einen riesigen Stapel Brote für unterwegs.

»Wann sind wir wieder zurück?«, fragt Tim.

»Erst am frühen Abend«, sagt Foss und zieht seine braune Weite-Welt-Jacke an.

»Pien setzt sich ans Fenster«, sagt Mums auf dem Weg zum Auto.

Meine Füße halten sofort an. »Tim und ich sitzen immer am Fenster«, sage ich. »Pien kann doch auch in die Mitte, oder?«

»Ach, Hanno, mach doch nicht aus allem ein Problem. Pien ist das Autofahren nicht gewöhnt. Am Sonntag ist ihr sogar schlecht geworden. Das wollen wir diesmal vermeiden. Es ist wichtig, dass sie rausschauen kann.«

»Dann soll sie nach vorne rausschauen.«

»Und sie muss das Fenster einen Spalt aufmachen können.«

»Das können wir auch für sie machen.«

»Reisekrankheit ist wirklich nicht schön, Hanno. Du setzt dich in die Mitte. Tim ist zu groß, der verdeckt mir die Sicht im Rückspiegel.«

Ich rühre mich nicht vom Fleck. Die Haifischzähne können mir gestohlen bleiben.

Foss kommt zurück und legt mir einen Arm um die Schulter. »Du hast ja recht, Hanno. Normalerweise sitzt du am Fenster.«

Tim ist schon eingestiegen und zieht seine Tür schnell hinter sich zu. Pien steht am Auto. Sie sieht aus wie immer. Nur ihre Haare sind jetzt total wellig, aber das sollten sie ja sein.

Mums startet schon mal den Motor und hupt.

Langsam lasse ich mich von Foss zum Auto führen. »Es stimmt schon«, sagt er. »Gerecht ist es nicht. Aber mir fällt im Moment keine andere Lösung ein. Zum Glück fahren wir nicht bis nach Südfrankreich. Komm, steig ein.« Er hält mir die Autotür auf und zwinkert.

Tim schiebt die Comics zur Seite und sagt: »Mann, was trödelst du so rum?« Er grinst hinter seinem *Lucky Luke* hervor.

Pien setzt sich neben mich. Mit beiden Händen zieht sie die Autotür zu, hält den Griff aber fest und drückt die Nase an die Scheibe.

Wir fahren eine ganze Weile. Die Landschaft wird immer flacher und kahler. Foss sagt Mums, wie sie fahren muss, und verkündet nach einer Stunde: »Ziel erreicht.«

Mums parkt das Auto an einem Deich.

»Na, gut überstanden, Pien?«, fragt sie.

Ich schaue zur Seite. Pien ist ein wenig blass, sitzt aber aufrecht da.

»Alles bestens«, sage ich laut.

»Zum Glück«, sagt Mums.

Ich steige aus und renne auf den Deich. Plötzlich spüre ich den Wind. Vor mir sehe ich verwilderte Natur. Und ganz weit weg den Strand. »Puh! Ob wir da den Weg finden?«, frage ich Foss.

»Das geht ganz von selbst«, sagt er.

»Von selbst?«

»Ja, wenn ihr mir folgt.« Er hängt sich das Fernglas um und steigt den Deich hinab. Mums geht mit dem Rucksack auf dem Rücken hinter ihm. Danach kommen wir.

Wir nehmen keinen Weg, sondern gehen querfeldein. Das mag Foss. Seiner Meinung nach soll man die Natur nicht nur sehen, sondern auch riechen, schmecken und spüren.

Nach einer Weile kommen wir an einem weißen Pfahl an. Die Spitze bildet eine schwarze Kugel mit der Nummer 367.

»Hier verläuft die Grenze«, sagt Foss begeistert und zeigt auf das Gras. Das Gras in Belgien ist genauso spröde und braun wie bei uns.

»Das sieht man ja gar nicht«, sagt Pien. »Ich dachte, eine Grenze wäre etwas ganz anderes. Ein Zaun oder eine Mauer.«

»Die muss man sich hier zwischen den Pfählen selbst denken«, sagt Foss.

Wir machen eine lange Wanderung durch Belgien. Foss zeigt uns allerlei Pflanzen und nennt ihre seltsam klingenden Namen. Schmalzmelde, Halligflieder, Gauchheil und

Schuppenmiere. Vielleicht erfindet er sie auch, um Eindruck zu schinden. Pien und ich sagen die ganze Zeit kein Wort zueinander. Ich bin noch immer sauer wegen heute Nacht und Pien sieht auch nicht sehr glücklich aus mit ihren Prinzessinnenhaaren.

Als es Zeit für die Mittagspause ist, breitet Mums ihre Sonnenblumen-Picknickdecke auf einer der letzten Dünen vor dem Strand aus. Mit Blick auf das sich zurückziehende Wasser essen wir unsere Brote. In der Sonne ist es wunderbar warm. Pien und ich tauen allmählich auf.

»Was für eine herrliche Gegend ist das doch«, sagt Foss zufrieden. Als die Brote alle sind, gibt Mums jedem ein kleines geblümtes Stoffsäckchen mit einer langen Kordel. »Darin könnt ihr eure Haifischzähne aufbewahren«, sagt sie.

Pien hängt sich die Kordel sofort um den Hals und steht auf. »Wo liegen die Zähne?«

»Tja, das weiß keiner«, antwortet Foss. »Du musst gut hinsehen und auch ein wenig Glück haben. Durch die Strömung gelangen immer wieder neue aus dem Sand an die Oberfläche. Darum hat man an der Strandlinie die besten Chancen.«

Schnell packen wir die Picknicksachen ein und gehen hin. Foss zeigt uns eine Sandbank, die gerade erst trocken gefallen ist. Ich bücke mich möglichst tief und suche den flachen Sand ab, während ich langsam weitergehe. Manchmal schaue ich kurz auf, um zu sehen, wie die anderen suchen, dann mache ich wieder weiter. Millionen Jahre. Plötzlich entdecke ich eine schwarze Spitze im braunen Sand. Mit den Fingern wische ich den Sand weg. Etwas Dreieckiges taucht auf. »Ich hab einen!«

Während die anderen angerannt kommen, lege ich das schwarze Ding auf meine Handfläche.

»Das sieht wirklich aus wie ein Zahn«, sagt Foss. »Form und Farbe stimmen. Aber es ist ein Steinchen.«

Jetzt sehe ich es auch. Schnell schließe ich die Hand.

»Es ist aber ein sehr schönes Steinchen, Hanno«, sagt Mums.

Wir schlurfen alle wieder die Strandlinie entlang.

»Ist das einer?«, ruft Pien nach ein paar Minuten. Sie hält etwas kleines Dunkles hoch. Wir gehen zu ihr. Foss legt das Dreieck in seine Hand und dreht es ein paarmal hin und her. »Donnerwetter!«, sagt er verblüfft. »Tatsächlich, das ist einer! Wow, Pien! Gut gemacht!«

Pien klemmt den Zahn zwischen Daumen und Zeigefinger und dreht ihn mit der anderen Hand. »Ist der aus dem Kambrium oder aus dem Silur?«

Foss kratzt sich hinterm Ohr. »Ui, das weiß ich nicht so genau. Du kennst dich aber gut aus, Pien.«

»Das kam in einem Text bei Leseverständnis vor, als es um Fossilien ging«, sage ich.

»Das trifft sich ja gut! Der hier könnte aus dem Tertiär stammen. Und 30 Millionen Jahre alt sein«, sagt Foss.

Pien steckt den Zahn in ihr Säckchen und sucht weiter. Nicht viel später findet sie wieder einen. Ich bleibe jetzt mehr in ihrer Nähe, vielleicht hilft das ja. Wir haben gut zwei Stunden gesucht, als Mums ruft, dass es Zeit für den Rückweg ist.

Pien hat sechs Zähne gefunden, von denen einer so groß ist wie ein Dominostein. Tim hat einen kleinen gefunden und ich bloß dieses schwarze Steinchen.

Schweigend schlurfe ich hinter den anderen zurück zum Auto. Diesmal nehmen wir ganz normal den Muschelpfad. Foss findet offensichtlich, dass wir genug Natur gespürt, gerochen und geschmeckt haben. Beim Bäcker im Dorf kauft Mums als Trost ein Tütchen Schoko-Haifischzähne. Ich lege einen in meine Hand und stelle mir vor, es wäre ein echter. Aber schon bald fängt er an zu schmelzen und ich esse ihn auf. Wie kann es sein, dass Pien sechs Haifischzähne gefunden hat und ich keinen einzigen? Hat sie besonders gute Augen oder war es einfach Glück?

Auf der Rückfahrt durch die kahle Landschaft legt Pien ihre Schätze einen nach dem anderen sternförmig in ihre Hand. »Möchtest du einen echten von mir haben?«, fragt sie dann.

Schnell schüttele ich den Kopf. »Schau du lieber nach draußen.«

Was nützt mir ein Haifischzahn, den ich nicht selbst gefunden habe?

Als stürmten nur anderswo die Meere

Singen ~~summen~~ die Wellen leise in der Leere
Sie rollen über den Sand
Und ~~zeigen mir Haifischland~~ bringen mir
~~scharfe~~ Stückchen Glück

21.

DONNERSTAG

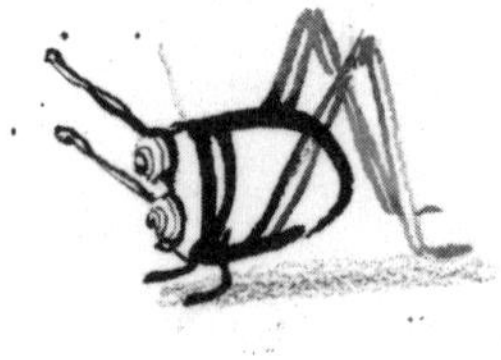

KELLERASSEL

Ich wache vom Regen auf dem Dach auf. Es schüttet. Ob jetzt auch Leute nach Haifischzähnen suchen? Vielleicht spült der Regen ja ganz viele an die Oberfläche.

Blöde Zähne. Blöde Pien. Blöder Regen. Ich trete meine Sternenbettdecke weg.

Heute muss Kees einfach da sein. Ich will ihm von Belgien erzählen und den Haifischzähnen. Von Pien und den Gedichten. Von Dora und dem Spaziergang. Davon, wie langweilig die Herbstferien ohne Camper sind. Und wie es mich ärgert, dass ich mir die ganzen blöden Sachen merken muss, weil das Diktiergerät voll ist.

Mums lässt mich erst gehen, als es wieder trocken ist. Aber auch diesmal ist die Schiebetür geschlossen.

Kein Licht, kein Radio, kein Kees. Ich fahre durch die Pfützen zurück nach Hause.

Im Schuppen arbeite ich den ganzen Nachmittag an meinen Tieren. Ich überlege kurz, ob ich einen Sägenhai machen soll, aber dann baue ich doch lieber was aus dem Schutzblech. Es wird ein Tausendfüßer mit Beinen aus Rohrschellen.

Pien kommt, um sich ein Stück Pappe zu holen, auf das sie ihr Bild kleben kann.

»Machst du ein neues Eisentier?«, fragt sie.

Ich nicke und hoffe, dass sie schnell wieder geht.

Aber sie setzt sich auf den Abfalleimer. »Das sieht aus wie eine Kakerlake«, sagt sie nach einer Weile.

»Es ist ein Tausendfüßer.«

»Toll«, sagt Pien.

Ich habe es nicht darauf angelegt, dass Pien den Tausendfüßer toll findet. Im Gegenteil: Sie soll Angst vor ihm haben.

Vielleicht wäre eine Kakerlake besser? Aber ich habe noch nie eine in echt gesehen.

»Was ist dein Lieblingstier?«, fragt Pien.

»Alle«, sage ich.

»Warum habt ihr keine echten Tiere?«

»Mums ist allergisch gegen Tierhaare«, sage ich. »Hast du ein Lieblingstier?«

»Nein. Tiere machen Dreck.«

Mit einem großen Nagel bohre ich Löcher in das Schutzblech. Dann klemme ich Rohrschellen darunter und schiebe Bolzen durch die Löcher.

Nach einer Weile sagt Pien: »Dass das alles so gut hält. Super. Ich bin nicht besonders geschickt.«

Ich gebe mir Mühe, nicht laut zu lachen. »Ist dein Bild fertig?«, frage ich schnell.

»Nein. Aber es ist genug drauf. Und ich habe keine Lust mehr.«

Während ich die Rohrschellen mit der Zange zurechtbiege, sage ich: »Ich fand es gestern richtig schön.«

Pien bleibt noch ein bisschen sitzen und sieht zu.

Am späten Nachmittag beschließe ich, dass das Eisentier eine Kellerassel wird. Die braucht nur vierzehn Beine. Und Pien hat sowieso keine Angst davor.

Sie hat ihr Bild auf ein Stück Pappe geklebt und im Wohnzimmer auf die Fensterbank gestellt.

Nie Nächte in Flammen
Kein Tag mehr im ~~Dunkelheit~~ Düstern
Die ~~Sonne geht~~ Vorhänge sind offen
~~Alles~~ ~~Nie~~ Ich bin wach und ~~lausche~~ will flüstern

22.

FREITAG

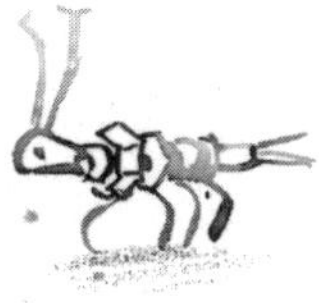

FISCHEN

»Gut, lieb von dir, dass du das machst«, sagt Mums zu Tim, als ich am nächsten Tag im Pyjama in die Küche komme. Sie und Foss stehen an der Spüle. Pien und Tim sitzen am Küchentisch.

»Was macht Tim?«, frage ich.

»Auf euch aufpassen.«

»Müsst ihr weg?«

»Zu Opa. Er ist gefallen. Vielleicht müssen wir mit ihm zum Arzt.«

»Aber Tim …«

»Hanno, es ist, wie es ist«, sagt Foss knapp. »Wir können Opa nicht warten lassen.«

»Hört mal, ihr beiden«, sagt Mums. »Tim möchte heute Vormittag auch gern seine eigenen Sachen machen. Ihr seid groß genug, euch selbst zu beschäftigen. Tim ist also nur für den Notfall da.«

Während sie zur Tür geht, zählt sie auf: »Ihr könnt fernsehen, Spiele machen, lesen, Kekse essen. Ist mir alles recht. Aber versprich mir, Hanno, dass du Pien Gesellschaft leistest und nicht die ganze Zeit im Schuppen rumhockst.«

Plötzlich dreht sie sich um. »Oder soll ich doch Rosi anrufen?« Schnell schüttele ich den Kopf. Rosi macht bei uns sauber. Ich habe Angst vor ihr.

Wenig später höre ich das Auto wegfahren. Einen ganzen Vormittag allein mit Pien!

Sobald sie den Fernseher angemacht hat und zum Sofa geht, verschwinde ich im Schuppen. Ich befestige die letzten beiden Rohrschellen und mache Fühler aus einer umgebogenen Speiche.

Eine richtig gute Schutzblechkellerassel! Ich stelle sie aufs Regalbrett und gehe zurück zu Pien.

Im Wintergarten fliegt gerade ein Vogelschwarm über den Bildschirm. Danach zoomt die Kamera auf ein Vogelnest mit drei grauen Küken. Die Kleinen schlagen ungeduldig mit den Flügelchen.

»Wie reparieren wir meine Fahrradkette denn nun?«, fragt Pien, ohne den Blick vom Fernseher zu wenden.

Ich setze mich neben sie aufs Sofa und schaue zu den Küken. »Mit dem Kettennieter hat es nicht funktioniert.«

»Am Samstag kommt Mama.«

»Oh.«

»Dann will ich's ihr zeigen«, sagt Pien.

»Was?«

»Das Rad. Und dass ich damit fahren kann.«

Wir sehen, wie der Vogelvater und die Vogelmutter abwechselnd ausfliegen, um Futter zu suchen.

»Ist Kees wieder gesund?«, fragt Pien.

»Gestern war er noch nicht da«, sage ich.

»Vielleicht heute. Ich sehe nach«, sagt Pien und steht auf.

»Wo?«

»Bei Kees. Ich kenne den Weg. Es ist ja nicht weit.«

Ich will nicht, dass Pien allein zu Kees geht. »Das erlaubt Tim nicht«, sage ich.

»Wir müssen es ihm ja nicht sagen«, flüstert Pien. »Bin gleich wieder da.«

Was, wenn Kees wirklich da ist? »Warte, ich komme mit«, sage ich schnell.

Pien rollert mit ihrem Rad hinter mir her. Das macht sie eigentlich ganz gut.

Die Werkstatttür ist noch immer zu. Pien liest den Zettel laut vor.

»Ich finde, so allmählich haben wir einen Notfall«, sagt sie.

»Weißt du denn, wo der Clausweg ist?«, frage ich.

»Ja, bei mir zu Hause in der Nähe.«

Irgendwie komisch, dass Pien »bei mir zu Hause« sagt.

»Ist das weit?«, frage ich

»Um die Ecke von der Schule.«

Allerlei Fragen schießen mir durch den Kopf. Können wir einfach so da hin, ist es nicht seltsam, wie lange sind wir dann weg, ist es nicht gefährlich? »Okay«, sage ich. »Aber wir fahren auf dem Bürgersteig.«

Ich folge Pien in Richtung Schule. Am Kreisverkehr biegen wir rechts ab in eine breite Straße. Ein Stück weiter hält Pien vor einem grauen Hochhaus an. Sie zeigt nach oben.

»Da wohne ich, im dritten Stock.«

Ich weiß nicht recht, was ich sagen soll. Der Vorplatz ist kahl und schlammig. Nix Gras, Blümchen im Gras. Die hat ihr Vater erfunden.

»Schön«, murmele ich.

»Ja, manchmal«, sagt Pien und rollert schon wieder weiter.

An einer der nächsten Ecken hält sie. »Hier fängt der Clausweg an.«

Zu beiden Seiten stehen dort niedrige Häuser in Viererreihen, mit kleinen Vorgärten. Als wir in die Straße einbiegen, fängt es an zu nieseln.

»Welche Hausnummer war's noch mal?«, ruft Pien über die Schulter.

»27.«

Es ist der unordentlichste Vorgarten der ganzen Straße. Voller ganzer und halber Fahrräder. Bloß vor dem Fenster gibt es ein kleines Stück Rasen mit Gänseblümchen. Auf der Fensterbank steht eine Vase mit Blumen, an denen eine Karte hängt. Ob Kees Geburtstag hat?

Wir lehnen die Räder an den Zaun und gehen zur Haustür. FAMILIE VAN DER WIEL steht dort auf einem kleinen weißen Schild. Ob noch mehr Leute hier wohnen? Im Grunde weiß ich sehr wenig über Kees. Ich bin froh, dass ich nicht alleine gekommen bin. Das Vordach über der Tür ist zu schmal, um uns trocken zu halten. Der Regen prasselt auf meine Kapuze.

»Traust du dich zu klingeln?«, flüstere ich.

»Ja«, sagt Pien. »Darum sind wir doch hier.«

Es dauert eine Weile, bis wir etwas hören.

Die Tür geht auf und da ist Kees. Seine Haare stehen in alle Richtungen ab und er trägt keinen blauen Overall, sondern eine graue Hose und ein weißes Oberhemd. In so schicken Sachen habe ich ihn noch nie gesehen. Das Einzige, was er tut, ist die Augenbrauen hochziehen. Plötzlich weiß ich nicht mehr, was ich sagen soll.

»Hanno?«, sagt Kees schließlich.

»Wir haben einen N-n-notfall«, stottere ich.

»Wo?«, fragt Kees.

»Piens Kette ist gerissen.«

»Aha«, sagt er. »Du bist also Pien.«

Sie nickt.

Kees steht unbeholfen in der Tür.

»Bist du noch krank?«, frage ich.

»Nein … Ja, so ähnlich«, sagt Kees.

»Grippe?«

»Nein, was anderes. Nicht richtig krank.«

»Umstände?«, frage ich.

Kees lächelt und nickt. Ich weiß immer weniger, was Umstände nun eigentlich sind.

»Kommt kurz rein, es regnet«, sagt Kees.

Wir folgen ihm ins Wohnzimmer. Der Raum ist seltsam eingerichtet. Alle Möbel stehen an einer Seite des Zimmers, die andere Seite ist leer. Auf dem Kaminsims brennt eine Kerze und dort stehen zwei weitere Vasen mit Blumen und Karten.

»So viele Blumen.«

Kees nickt. »Für meine Mutter.«

»Hat sie Geburtstag?«

Er schüttelt den Kopf. »Muss da eine neue Kette drauf?« Er zeigt durch das Fenster auf Piens Fahrrad.

»Vielleicht«, sage ich. »Die alte haben wir mitgebracht.«

»Wir werden sehen. Aber erst warten wir den Schauer ab. Wollt ihr was trinken?«

Während Kees in der Küche ist, gehe ich zu einem Büfett. Dort stehen Rahmen mit verblichenen Farbfotos. Ein kleiner Junge auf einer Schaukel und auf dem Schoß eines Mannes mit Schnurrbart. Ein großer Junge auf einem Motorrad. Er sieht Kees ein wenig ähnlich. Die gleiche Lippe.

Ich gehe weiter zu den Bücherregalen. Ob Kees die ganzen Bücher gelesen hat? Ich lasse den Finger über die bunten Buchrücken gleiten. Plötzlich bleibt mein Blick an einem schwarzen Einband hängen. »Wis-ła-wa Szym-bor-ska«, lese ich leise.

»Wisława«, sage ich dann laut. Pien runzelt die Stirn.

»Kees hat auch ein Buch von ihm!« Ich ziehe es aus dem Regal und halte es hoch.

Pien liest den Titel vor: »*Ende und Anfang.*«

Sie nimmt mir das Buch aus der Hand und streicht über die schwarze Vorderseite voller Blütenblätter.

»Sucht ihr was Bestimmtes?«, fragt Kees, als er mit einer Packung Saft und einem Stapel Gläser ins Zimmer kommt und uns mit dem Buch sieht.

»Du hast ein Buch von Wisława«, sage ich.

»Szym-noch-was?« Kees nickt. »Die Gedichtbände gehören alle meiner Mutter.«

»Er ist Piens Vater!«, sage ich.

»Er … Piens Vater?«, wiederholt Kees langsam. »Wisława Szym-noch-was? Aus Polen?«

»Ja. Und Pien hat ein ganz besonderes Buch von ihm.«

»Von Wisława?«, fragt Kees wieder.

»Mit meinem Namen und seiner Unterschrift«, sagt Pien. »*Der Augenblick* heißt es.«

Kees schenkt die Gläser voll und fragt dann: »Woher hast du das Buch denn?«

Pien dreht sich ein wenig auf der Stelle. »In Mamas Kleiderschrank gefunden. Als sie krank war.«

Kees nickt langsam. »Und … äh … warum glaubst du, dass Wisława dein Vater ist?«

»Wegen Mama«, sagt Pien. »Mama hat gesagt, dass es ein Buch von meinem Vater ist. Für später. Dass er zurück nach Polen gegangen ist und es das Einzige ist, was sie von ihm hat. Und dass ich nicht weiterfragen soll.«

Kees nickt, jetzt ein paarmal, und fragt dann: »Und das hast du auch nicht getan, oder?«

Pien schüttelt den Kopf. »Dann wäre sie krank geworden. Als ich es gemacht habe, ist sie den ganzen Tag im Schlafzimmer geblieben und hat die Tür abgeschlossen.

Also hab ich nicht mehr gefragt. Ich hatte ja seine Gedichte.«

Kees nickt wieder. »Wisława schreibt schöne Gedichte.« Er trinkt in Ruhe sein Glas leer und blättert eine Weile durch das Buch, ohne sich die Seiten wirklich anzusehen. Dann holt er tief Luft. »Es sind Gedichte über das, was wir sehen und was wir nicht sehen. Meine Mutter bat mich manchmal, ihr eines vorzulesen. Sie hat sie sehr gemocht«, sagt Kees. Seine Stimme zittert ein wenig.

»Jetzt nicht mehr?«, frage ich.

Kees schüttelt langsam den Kopf. »Sie handeln oft von ganz gewöhnlichen Dingen. Aber sie sind keineswegs gewöhnlich.« Er zögert und sagt dann: »Polnisch sind sie, das ja. Aber ich glaube nicht, dass sie von deinem Vater stammen.«

Pien starrt ihn reglos an.

Ich sehe Kees ebenfalls an. Was meint er? Kennt er Piens Vater?

Kees klappt das Buch zu, streicht über den Namen auf dem Umschlag und sagt: »Wisława Szymborska kommt aus Polen. Sie ist eine berühmte Dichterin.«

Piens Augen werden groß und sie schüttelt den Kopf. »Mein Vater!«, sagt sie.

Kees schaut ein wenig hilflos.

»Mein Vater!«, sagt Pien wieder. Jetzt klingt es fast drohend.

Kees legt das Buch auf den Tisch und flüstert: »Wisława ist eine Frau.«

»Eine Frau?«, wiederhole ich. »Wisława?«

Er nickt.

»Und woher willst du das wissen?«, fragt Pien eisig.

Kees dreht das Buch um. Neben dem Text auf der Rückseite ist ein kleines Foto von einer alten Dame, die den Kopf leicht schräg hält.

Wir starren sie an.

Pien beugt sich über das Buch und betrachtet das Foto von ganz Nahem. Als wollte sie hineinkriechen. Ihre Hände zittern. Dann sieht sie Kees an. Ihre Augen sind stumpf. Kees zuckt die Achseln und nickt.

»Vielleicht ist Wisława seine Mutter«, überlege ich laut. »Dann ist sie deine Oma.«

»Ich glaube nicht, dass sie Kinder hatte«, sagt Kees leise. Er reibt sich die Stirn. »Wahrscheinlich mochte dein Vater ihre Gedichte besonders gern.«

Pien reißt das Buch an sich und liest den Text unter dem Foto.

»Und sie ist auch noch tot!«, ruft sie nach ein paar Sekunden und wirft das Buch auf den Fußboden.

Kees hebt es auf und behält es in den Händen. »Dass er es dir schenken wollte, macht die Gedichte doch sehr besonders«, sagt er vorsichtig.

»Ja, besonders blöd!«, ruft Pien. »Superblöd! Unlesbar blöd!« Sie nimmt Kees das Buch weg und blättert hektisch darin. »Lauter idiotische Wörter und unverständliche Sätze!« Sie schlägt die Seiten langsamer um und hört dann auf. Schließlich wischt sie einen Tropfen vom Papier.

»Du darfst diesen Gedichtband gern haben«, sagt Kees nach einer langen Stille.

»Der gehört doch deiner Mutter.« Pien zieht die Nase hoch. Sie sieht ihn forschend an und fragt dann: »Was ist mit deiner Mutter?«

Kees versucht zu lächeln, aber seine schiefe Lippe bibbert und die Augen machen nicht mit.

»Meine Mutter braucht ihn nicht mehr«, sagt er leise. »Sie ist tot.« Seine Stimme klingt brüchig.

Vorsichtig sehe ich mich um. Die Blumen, die Karten und die große leere Stelle. »Wir haben sie gestern begraben«, sagt Kees.

Die Umstände ... Ich weiß nicht, was ich sagen soll.

Das ist wirklich viel auf einmal. Ein erfundener Vater und eine tote Mutter. »Das tut mir leid«, flüstere ich.

Jetzt lächelt Kees richtig. »Es ist gut so. Meine Mutter war müde vom Leben.« Er räuspert sich. »Soll ich jetzt die Kette reparieren? Ich habe hier auch Werkzeug. Und ein Fischchen.«

»Ein Fischchen?«, frage ich.

Kees nickt. »Kommt mit, dann zeige ich es euch.«

Wir schauen zu, wie Kees das Fahrrad auf den Kopf stellt, seine Werkzeugkiste öffnet und aus einer Blechdose ein kleines Kettenschloss nimmt. »Ich nenne die wegen ihrer Form Fischchen«, sagt er und zeigt darauf. »Ohne so ein Ding geht es nicht.« Er betrachtet die alte Kette und nimmt dann eine große Zange aus der Kiste. »Und man braucht einen Kettennieter.« Im Nu hat er die Kette mit zwei neuen Gliedern versehen und sie um die Zahnräder gelegt. »So, das dürfte halten«, sagt er und stellt das Fahrrad wieder auf. Pien schaut ihn erstaunt an. »Wie? Schon fertig?«

Während Kees sein Werkzeug wegpackt, fällt mir plötzlich ein, dass wir schon lange von zu Hause weg sind. »Wir müssen gehen!«, rufe ich erschrocken.

»Moment noch«, sagt Kees. Er geht ins Haus und kommt mit dem Buch in der Hand zurück. »Hier, Pien, es ist wirklich für dich. Ich kann jetzt nichts mehr damit anfangen.«

Zögernd nimmt sie es und geht damit zu unseren Rädern.

Kees beugt sich zu mir und flüstert: »Hanno, heute solltest du ausnahmsweise ein wenig mehr auf Pien achten.«

Ich nicke, frage mich aber, worauf genau. Kees zwinkert mir zu und geht ins Haus.

Pien hat inzwischen meine Fahrradtasche aufgemacht.

»Nicht in das große Fach, das ist ölig von der Kette«, sage ich.

Bevor sie das Buch ins Vorderfach schiebt, nimmt sie ein paar hervorstehende Zettel heraus.

»Sind das Lesezeichen?«, sagt sie. Sie streicht eines der Papierchen glatt und liest vor: »Es ist immer schön, ein Rad zu erfinden.« Und noch einen: »Auch Glück hat mal Pech.«

»Die sind aus den Glückskeksen«, sage ich.

»Isst du die Dinger?«

»Kees hat immer welche in der Werkstatt. Aber jetzt sind sie alle.«

»Die Sprüche sind Unsinn«, sagt Pien und stopft die Zettel zurück.

Erst fahren wir schweigend nebeneinander her, dann sage ich: »Eine Sache begreife ich nicht …«

»Eine nur?« sagt Pien. »Ich begreife ganz viele Sachen nicht!«

Es dauert eine Weile, bis ich mich traue, wieder etwas zu sagen: »Das Dichten hast du also nicht von deinem Vater. Das kommt aus dir selbst.«

»Welches Dichten?«, fragt Pien.

»Na ja … neulich im Unterricht«, füge ich rasch hinzu und fahre schneller, damit sie nicht sieht, dass ich rot werde.

»Das geht ganz von selbst!«, ruft sie mir nach.

Ich wäre froh, wenn bei mir auch etwas ganz von selbst gehen würde. Dann denke ich an meine Eisentiere. Sie werden immer besser. Die Bremsenspinne hat jetzt acht richtig echt aussehende Spinnenbeine.

In der Dorfstraße fährt Pien wieder neben mir.

»Wie hast du das eigentlich entdeckt?«, fragt sie.

»Was?«

»Das Buch.«

»Von deinem … Von Wisława?«, frage ich. »Ich stand zufällig gerade vor dem Bücherregal.«

»Trotzdem. Gute Augen«, sagt Pien.

Ich bin nicht so gut mit Komplimenten. Ich denke an den Besuch bei Kees. An die Blumensträuße und das halb leere Zimmer. »Du hast auch gute Augen«, sage ich.

»Wieso?«, fragt Pien.

»Na ja, die … äh … Haifischzähne.« Ich zögere. »Und du hast auch gemerkt, dass was mit Kees war.«

Pien wirft mir einen kurzen Blick zu. »Ich hab's plötzlich an seinem Gesicht gesehen«, sagt sie.

Dann biegen wir in unsere Straße ein.

»Ich wusste nicht mal, dass er eine Mutter hat«, sage ich.

»Jeder hat eine Mutter«, sagt Pien.

Als wir die Auffahrt entlangfahren, stürmt Mums aus dem Haus und ruft: »Woher kommt ihr jetzt?«

»Von Kees«, sage ich verdattert.

»Ihr habt Tim nicht Bescheid gesagt! Und der Fernseher war an!«

Ich zucke die Achseln. »Wir haben gedacht, dass wir schnell wieder zurück sind.«

»Wir sind schon seit einer halben Stunde zu Hause!«, schnaubt Mums. »Kees' Werkstatt war zu. Und eure Fahrräder waren weg!«

Noch bevor ich etwas sagen kann, zetert sie weiter: »Ohne Tim Bescheid zu sagen! Ohne …« Dann zeigt sie auf Piens Fahrrad. »Ist es wieder in Ordnung?«

»Ja … Fischchen … Notfall«, stammele ich.

»Notfall, das kann man wohl sagen!«, ruft Mums. »Ich habe schon alle angerufen und Foss sucht die Umgebung mit dem Rad ab.«

»Ich meine, ein Notfall für Kees«, sage ich.

»Kees ist selbst ein Notfall!«, wettert Mums. »Euch hätte ich weiß nicht was passieren können!«

Wir nicken.

»Los jetzt, die Räder in den Schuppen und ab ins Haus! Ich rufe Foss an.«

Beim Essen ist es sehr still. Man hört nur das Klappern vom Besteck und dann plötzlich einen tiefen Seufzer von Mums. »Ich habe mir einfach total Sorgen gemacht«, sagt sie. »Sorry, dass ich so wütend war.«

»Sorry, dass wir einfach so weggegangen sind«, sage ich.

»Sorry, dass meine Fahrradkette kaputt war«, sagt Pien.

Foss schiebt seinen Stuhl ein Stück zurück. »Sorry, dass Opa gefallen war. Zum Glück ist es nicht so schlimm.«

Dann sehen wir alle zu Tim.

»Sorry, mir tut eigentlich nichts leid«, sagt er. »Ich habe megagute Games gespielt.«

Alle müssen lachen.

»Geht es Kees denn wieder besser?«, fragt Mums.

Wir nicken stumm.

»Aber seiner Mutter nicht«, sagt Pien nach einer Weile. »Sie ist nämlich gestorben, das waren die Umstände.«

Foss und Mums schauen ein paarmal zwischen Pien und mir hin und her.

Ich nicke wieder.

»Armer Kees«, sagt Foss. »Davon wusste ich nichts.«

Nach dem Essen hole ich das Buch aus der Fahrradtasche und gehe damit zu Pien ins Zimmer.

»Hier, das ist deins«, sage ich. Aber sie nimmt es nicht.

»Was soll ich damit?«

»Keine Ahnung. Lesen?«

»Warum?«

»Weil es Gedichte sind.«

»Ich mag keine Gedichte. Und ganz bestimmt nicht die von Wisława«, sagt Pien. »Unverständlich und unsinnig und auch noch ungereimt!«

Es sieht irgendwie lustig aus, wenn Pien wütend ist. Ich versuche, nicht zu lachen, und frage: »Warum hast du geglaubt, Wisława wäre dein Vater?«

»Keine Ahnung!«, schnauzt sie und nach einer Weile fügt sie hinzu: »Ich wollte eben einen Vater.« Und nach einer weiteren Weile: »Vielleicht habe ich ja zu viel Fantasie.«

»Und jetzt?«

»Jetzt nichts.«

»Morgen kommt Dora, hat Mums gesagt. Wirst du …«

»Nein! Mama ist krank.«

~~Und zerrissen die Ufer der~~ Horizonte
Rissen entzwei
Der Himmel verfärbte sich
Und wo ~~bin~~ bleibe ich

23.
SAMSTAG

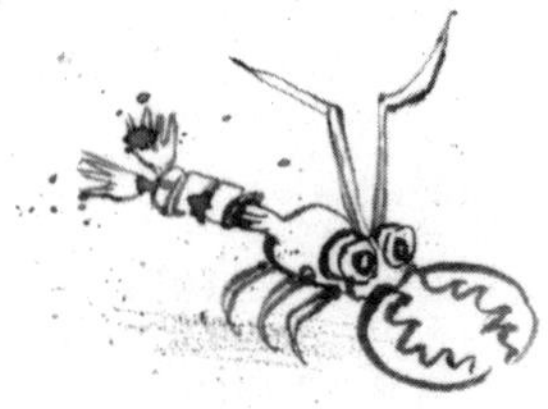

BESUCH

Dora ist mit dem Zwei-Uhr-Bus gekommen. Wieder sitzt sie auf dem Sofa und wieder starrt sie aus dem Fenster. Einen Moment ist es, als hätte sich nichts verändert, aber dann dreht sie den Kopf und fragt: »Was habt ihr diese Woche gemacht? Es waren doch Ferien, oder?«

Jetzt schaut Pien aus dem Fenster und presst die Lippen steif zusammen.

»Prinzessin, habt ihr was unternommen?«

»Prinzessin?«, wiederholt Pien. »Nix Prinzessin!«

»Möchten alle Tee? Und Pien, du hast doch was für deine Mutter gemacht.« Mums klingt besorgt.

Pien reagiert nicht.

»Für ihr Zimmer, zum Aufhängen«, drängt Mums.

Noch immer regt sich Pien nicht.

»Los, Pien. Erzähl doch, was du gemacht hast.« Mums lässt einfach nicht locker.

»Ich erzähle überhaupt nichts!«, ruft Pien. »Soll sie erst mal selbst was erzählen!«

Dora und Mums schauen sie an.

»Über Wisława!«

»Wisława?«, wiederholt Mums.

Dora lächelt nur.

Pien stellt sich dicht vor sie und kreuzt die Arme vor der Brust. »Ist Wisława mein Vater?«, fragt sie mit ihrer Roboterstimme. Und dann drohender: »Oder irgendeine tote Alte?« Pien wischt sich mit einer schnellen Armbewegung die Tränen ab. »Sag's ruhig. Ich weiß es sowieso schon.«

Dora schaut betreten in die Runde. »Aber Pina.«

»Ja, ich höre!«, ruft Pien.

Dora beugt sich vor und versucht, sie zu berühren, aber Pien tritt einen Schritt zurück.

»Aber Pina … Ich habe nicht gewusst …«

»Hast du doch!«, ruft Pien und stürmt zur Tür hinaus. Wir hören, wie sie extra laut die Treppe hinaufstampft.

Dann ist es ganz still im Wohnzimmer. Nicht einmal Mums sagt etwas.

Am liebsten würde ich auch weglaufen, aber ich bleibe. Erst ohne zu wissen, warum.

Dann spüre ich, wie langsam Worte in mir hochsteigen.

»Pien hat gedacht, dass Wisława ihr Vater ist. Wegen den Gedichten«, sage ich, als ich genügend Mut gesammelt habe. »Aber Kees hat gesagt, dass Wisława eine Frau ist. Eine Dichterin.«

»Wer ist Kees?«, fragt Dora.

»Der Fahrradmechaniker.«

»Der Fahrradmechaniker?«, wiederholt Dora. Sie sieht mich leicht verwirrt an, dann fährt sie heiser fort: »Wisława? Hat es mit dem Gedichtband zu tun?«

Mehr will ich ihr nicht sagen. Ich nicke nur. Dann gehe ich auch aus dem Wintergarten und die Treppe hinauf. Vor Piens Zimmer bleibe ich stehen.

Es ratscht, als würde Papier zerrissen.

Ich öffne die Tür, das Ratschen geht weiter und überall liegen Papierschnipsel.

»Was machst du da?«, frage ich.

»Aufräumen!«

Ich sehe, dass es Papierschnipsel mit gedrucktem Text sind. Von dem Buch, das Kees ihr gegeben hat, ist nur noch der Einband übrig. »Schade drum«, sage ich.

»Überhaupt nicht schade!«, faucht Pien. »Was habe ich davon, wenn sie nicht mein Vater ist?«

Als sie auch das rote Heft zerreißen will, nehme ich es ihr schnell weg.

»Das sind Gedichte von dir!«

Ihr Blick ist wütend. »Aber auch von Wisława!«, ruft sie und schnappt sich das Heft wieder. »Da: Jede erste Zeile ist von ihm! Von ihr!«

Langsam bewege ich den Kopf auf und ab, aber ich verstehe nicht, was sie meint.

Dann erklärt Pien es: »Ich habe immer eine Zeile aus diesem blöden Gedicht für meine eigenen Texte genommen. Weil ich geglaubt habe, dann würde ich das Gedicht verstehen.« Sie schlägt das Heft auf. »Kambrium, Abgründe,

Schüttelfröste. Solche blöden Wörter denke ich mir doch nicht selbst aus!« Sie wirft das Heft auf den Boden zu den Papierschnipseln.

»Sind das … Wörter von … äh … Wisława?«, stammele ich.

Pien rührt mit dem Fuß durch die Papierschnipsel und sagt dann ganz leise: »Der grünende Hang – Ich habe gedacht, das wäre sein Hang. Mit seinen Blümchen im Gras, seinem nebligen Himmel, seinen knurrenden Felsen und seinem kleinen Bach.« Sie streicht sich mit beiden Händen über die Beine. Ohne dass ich meine Frage stelle, gibt sie Antwort: »Das hat sich so angefühlt, als wäre er in der Nähe und als würde ich durch seine Augen sehen.« Sie tritt gegen das Heft. »Aber es sind die Wörter von einer alten Frau!«

Ich nehme das Heft und setze mich neben Pien, um darin zu blättern. »Darum also war in der ersten Zeile nie was durchgestrichen.«

Pien reißt mir das Heft aus den Händen. »Woher weißt du das?«

Ich beiße mir auf die Lippe. »Das habe ich mal gesehen.«

»Wann?«

»Na ja … zufällig«, murmele ich. »Als ich mal hier im Zimmer war.«

»Warum warst du hier?«

»Um herauszufinden, ob du eine Prinzessin bist.«

»In *meinem* Zimmer?«, schnauzt sie.

»Es ist mein Zimmer«, verbessere ich.

»Aber es sind meine Sachen!«, ruft Pien. Dann sagt sie, jetzt leiser: »Prinzessin, hast du das echt geglaubt?«

»Nein, natürlich nicht«, beeile ich mich zu sagen. »Aber du bist auch kein … äh … normales Mädchen.«

Pien starrt mich an.

»Vielleicht doch … jedenfalls immer mehr«, sage ich unsicher. »Darf ich deine Texte lesen?«

Sie zuckt die Achseln und gibt mir das Heft.

Ich blättere darin und lese hier und da etwas. Dann entdecke ich plötzlich meinen Namen und lese laut:

Hochgetürmte Abgründe
Hängen an meinen Füßen
Zerren an meinen Händen
Zermartern mir den Kopf
Hanno klettert spielend hoch
Ich rutsche ab, lasse los und schwebe

Ich schaue Pien von der Seite her an. »Hast du etwa absichtlich losgelassen?«

Wieder zuckt sie die Achseln.

Die schlaffen Hände, die großen Füße, die selbst geschriebenen Gedichte, der verschwundene Vater … Ich habe noch so viele Fragen.

Aber die Tür öffnet sich und Mums' Gesicht taucht auf. »Hier seid ihr also.« Dann fällt ihr Blick auf den Boden. »Was wird denn das?«

»Große Aufräumaktion«, sage ich.

»Puh, was für ein Durcheinander! Aber jetzt kommt bitte mit. Dora möchte euch gerne noch sehen, bevor sie wieder in den Bus steigt.«

Schweigend folgen wir Mums nach unten.

»Liebe Pien, so war das alles nicht gemeint«, sagt Dora weinerlich. Mums gibt ihr ein Taschentuch. Dora schnäuzt sich die Nase, knüllt das Tuch dann zusammen und schließt die Hand darum. Sie seufzt. »Das ist ein Missverständnis. Bartek, also dein Vater ... ist plötzlich zurück nach Polen gegangen. Du warst gerade erst geboren.« Sie rollt das Taschentuchknäuel zwischen den Händen hin und her. »Er hat mir das Buch mit den Gedichten gegeben. Für später, für dich. Das ist alles.«

»Alles?«, ruft Pien laut. »Das ist nichts, meinst du wohl! Ich habe überhaupt nichts von ihm!«

Dora beißt sich auf die Lippe. »Doch, das hast du. Du siehst ihm ähnlich.«

»Und was nützt mir das?«

»Pien«, sagt Mums leise. »Deine Mutter tut ihr Möglichstes, ihn zu finden. Aber das kann eine Weile dauern. Polen ist ein großes Land mit sehr vielen Menschen. Für deine Mutter ist das alles auch nicht einfach.«

Mums lächelt ihr liebstes Lächeln und legt Pien die Hand auf die Schulter. »Deine Mutter bleibt noch ein paar Wochen im Birkenheim, um sich weiter zu erholen. Solange bist du bei uns.«

»Nur noch ein paar Wochen«, sagt Pien.

»In meinem Zimmer?«, frage ich.

Mums nickt. »Und Foss räumt im Schuppen ein zusätzliches Regalbrett frei. Für deinen Untierzoo.«

Dora sieht mich irritiert an und ich versuche, böse zu schauen, aber ich halte nicht lange durch. »Von mir aus.«

»Das ist schön, Hanno«, sagt Mums.

Pien ist zum Fenster gegangen. »Und das Fahrrad?«, fragt sie.

»Das kannst du weiterhin benutzen. Es gehört ja jetzt dir«, sagt Mums.

»Fahrrad?«, fragt Dora.

Pien nickt. »Ich habe ein Fahrrad und kann damit fahren. Möchtest du's sehen?«

Schnell schüttelt Dora den Kopf. »Nein, nicht nötig.«

»Gib dir einen Ruck, Dora. Pien kann das wirklich sehr gut«, sagt Mums.

Dora seufzt. »Lieber nicht. Das ist nichts für meine Nerven. Womöglich fällt sie hin.«

»Habe ich schon gemacht«, sagt Pien stolz. »Aber ich kann auch rollern. Auf dem Bürgersteig.«

Dora schaut auf ihre Armbanduhr und schüttelt den Kopf. »Der Bus fährt schon in zehn Minuten.«

»Dann fährt Pien einfach mit zur Haltestelle. Eine kleine Strecke, das passt doch«, sagt Mums. »Zieh aber eine Jacke an, Pien. Oder nimm dir rasch Hannos Fleecejacke von der Garderobe.«

Ich gehe in den Schuppen, um endlich wieder an meinen Eisentieren zu arbeiten. Es fühlt sich an, als wäre das letzte Mal Wochen her.

Plötzlich wird die Schuppentür aufgerissen und Pien stürmt herein. In meiner grünen Fleecejacke, das Diktiergerät in der Hand. »Was ist das hier?«, ruft sie.

Ich lasse die Schutzblech-Kellerassel fallen. »Das ist … äh … von Tim«, stottere ich. »Damit lernt er Englisch.«

»Nix Englisch, nix Tim«, sagt Pien scharf. »Da hast du draufgesprochen!«

Unsicher trete ich einen Schritt zurück. »Das war nur … äh … zum Ausprobieren.«

Pien baut sich vor mir auf. »Zum Ausprobieren?«

Plötzlich höre ich meine eigene Stimme. »… nicht leer essen. Stampft die Treppe rauf. Macht Spülmaschine ka…« Ich will ihr das Ding wegnehmen, aber sie weicht zurück und drückt wieder auf den schwarzen Knopf. »… Kann nicht mal auf einen Baum klettern … Lässt sich von Mums zur Schule schieben …«

Ich greife nach ihrem Arm, reiße ihr das Diktiergerät aus der Hand und drücke auf den Stoppknopf. »Das ist alt«, sage ich wütend.

»Alt? Läuse, Spülmaschine, grüne Bohnen, Fahrrad fahren, in Bäume klettern?«, sagt Pien.

Ich traue mich nicht, sie anzusehen, darum hefte ich den Blick auf die Werkbank. Ich spüre Tränen aufsteigen.

»Und ich habe gedacht …«, beginnt Pien, aber dann macht sie kehrt. »Nichts.«

»Es war bloß für Kees«, sage ich, als sie schon an der Tür ist.

»Kees? Was hat der damit zu tun?«

»Nichts«, sage ich schnell. »Jetzt nichts mehr. Es war nur … eine Übung.«

»Tolle Übung!« Sie knallt die Tür hinter sich zu.

Ich schlage mit der Faust auf das Diktiergerät. Es ächzt. Ich auch. Warum habe ich das Band nicht gelöscht?

Ich spule es ganz zurück und drücke auf den roten Knopf. Mit dem Hammer dresche ich so lange auf die Werkbank ein, bis das ganze Band voller Lärm ist.

24.
SONNTAG

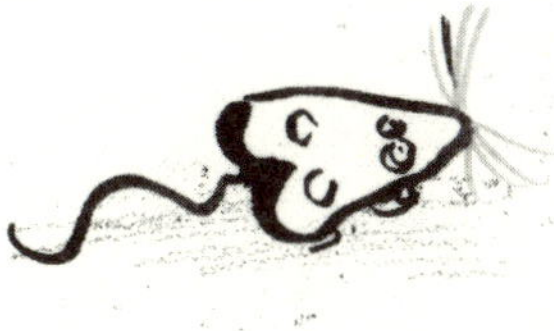

WIPFEL

»Aber sicher kommst du mit, Hanno!«, sagt Foss nach dem Mittagessen. »Was ist eigentlich mit euch los?« Er schaut zwischen Pien und mir hin und her.

»Die beiden brauchen Waldluft«, sagt Mums. »Und mir ist auch danach.«

Wenig später sind wir unterwegs. Nur Tim ist nicht dabei.

Ich bilde das Schlusslicht. Pien tut, als gäbe es mich nicht, und fragt Foss zu allem, was sie sieht, Löcher in den Bauch.

»Sieht aus wie grüne Bohnen!«, ruft sie, als Foss ihr eine verblühte Lupine zeigt.

Sie riecht daran. »Kann man die essen?«

»Würde ich nicht machen«, antwortet Foss. »Und du schon mal gar nicht.«

Pien ist inzwischen weitergegangen. Als wäre sie auf der Suche nach etwas.

»Wo willst du hin, Pien?«, fragt Foss.

»Zum Kletterbaum«, sagt sie.

»Zum Kletterbaum?«, fragt Mums erstaunt. »Den lassen wir lieber aus. Ich bin froh, dass wir die Ferien ohne weitere Unfälle überstanden haben.«

»Ich möchte aber gern hin«, sagt Pien.

»Na gut«, meint Foss.

Ich will auch nicht zum Kletterbaum. Aber im Wald ist Foss der Boss. Also gehen wir den Holzschnipselpfad entlang.

Sobald Pien den alten Ahorn sieht, rennt sie auf ihn zu.

Ohne zu zögern, zieht sie sich an einem Ast hoch. Foss und Mums tauschen einen Blick, sagen aber nichts. Pien kommt zwar nicht schnell, aber stetig voran. Wenn sie so weitermacht, schafft sie es bis zur Plattform. Ich klettere ihr nach. Schon bald habe ich sie überholt und bin als Erster oben. Pien schaut hoch. Ihr Gesicht ist vor Anstrengung ganz rot.

»Jetzt die rechte Hand hierher«, sage ich und deute auf einen Ast.

Sie runzelt die Stirn. »Das weiß ich selbst.«

Sie macht es.

»Jetzt hoch mit dem linken Fuß«, sage ich. »Immer nur eine Hand oder einen Fuß versetzen.«

Ast um Ast klettert sie höher. Dann schiebt sie sich auf dem Bauch auf die Holzplatte und bleibt still liegen.

Ich höre nur ihren Atem.

»Du hast es geschafft«, sage ich nach einer Weile.

»Klar. Kinderspiel«, sagt sie und richtet sich langsam auf.

Plötzlich müssen wir beide lachen. Dann sind wir wieder still.

Sie schaut in den flammend roten Baumwipfel und flüstert: »Dufte.«

Ich lache. Über das Wort. Und weil wir zusammen hier sind.

Durch das Laub sehe ich oben den blauen Himmel und unten die grüne Wiese. Gras, Blümchen im Gras.

»He, ihr beiden! Ihr wollt da wohl bleiben?«, ruft Mums.

»Dann gehen wir in der Zwischenzeit eine Runde!«, ruft Foss, noch bevor wir antworten können. »Komm«, sagt er zu Mums und legt den Arm um sie. »Man sollte nicht unter Bäumen herumstehen. Wer weiß, was einem da auf den Kopf fällt.« Gemeinsam gehen sie los.

Schweigend sitzen wir da.

»Ich war noch nie vorher auf einen Baum geklettert«, sagt Pien.

»Noch nie?«

Sie schüttelt den Kopf. »Wir waren nie im Wald.«

»Was habt ihr denn sonntags gemacht?«

»Mama wollte immer zu Hause sein. Falls Besuch kommt.«

»Deswegen seid ihr zu Hause geblieben?«

Pien zupft ein paar Blätter ab und lässt sie hinabtrudeln. »Ich glaube, sie hat gehofft, dass mein Vater kommt.«

»Hat sie das gesagt?«

Pien steckt die Nase in die Luft und seufzt ein paarmal sehr tief. »Nein.«

Dann ist es lange still. Um uns herum rauschen die Blätter ganz leise.

»Vielleicht haben Foss und Mums uns vergessen«, sagt Pien nach einer Weile.

»Vergessen?«

Sie nickt.

»Wie könnten sie uns denn vergessen?«

»Mama hat mich manchmal vergessen«, sagt Pien.

»Und dann?«

»Dann habe ich allein auf dem Schulhof rumgestanden.«

»Und dann?«

»Dann hat die Lehrerin sie angerufen.«

Ich denke daran, wie ich mal mit Stan und Lasse losgegangen bin. Und wie die Lehrerin mit Pien an der Tür wartete.

»Manchmal hat Mama stundenlang nichts gesagt«, erzählt Pien. »Dann ist sie in ihrem Zimmer geblieben und in der Wohnung war es still und kalt.«

»Bist du dann ohne Essen ins Bett gegangen?«

»Es war immer was da, wenn ich gesucht habe. Eine Dose schlaffe grüne Bohnen oder so.«

»Grüne Bohnen?«, sage ich erschrocken.

Pien nickt.

Vielleicht war das mit der Dipsoße doch keine gute Idee.

»Aber es hat nie länger gedauert als ein paar Tage. Dann war es wieder warm in der Wohnung und wir haben schöne Sachen gemacht. So ist Mama nun mal.«

»Musstest du denn nicht zur Schule?«

Sie schüttelt den Kopf. »Ich hab dann für Mama gesorgt. Und mich um die Wohnung gekümmert.«

»Den ganzen Tag?«

Pien nickt. »Ich habe mir selbst Diktate ausgedacht und Fernsehen geguckt. Dabei lernt man auch was.«

»Aber du bist sitzen geblieben.«

Ich traue mich nicht zu fragen, ob es ihr in unserer Klasse gefällt. Und bei uns zu Hause. Mums hat gesagt, ich soll ein guter Gastgeber sein. Aber das war ich nicht immer.

Durch das Laub spähe ich auf die grüne Wiese mit dem letzten Löwenzahn. Dahinter liegen noch mehr Wiesen. Und dann kommt Herwegen und noch viel weiter weg ist Polen. Von hier aus können wir alles sehen.

»Hast du inzwischen noch ein Gedicht geschrieben?«, frage ich.

Heftig schüttelt sie den Kopf.

»Sind die Zeilen alle?«

»Die Zeilen?«

Ich nicke. »Die von dem einen Gedicht. Von dieser Wisława.«

»*Der Augenblick*? Nur die letzten drei sind noch übrig.« Sie setzt sich aufrecht hin und sagt auswendig:

So weit das Auge reicht, herrscht hier der Augenblick.
Einer dieser irdischen Augenblicke,
die man bittet: Geh nicht vorbei.

Eine Windböe reißt Blätter vom Baum und wirbelt sie wie eine Wolke um uns.

Wir sehen zu, wie sie hinabtrudeln, bis sie den Boden berühren.

»Vielleicht ist in den Zeilen ja das Jetzt gemeint«, sage ich.

Sie nickt. »Ja, vielleicht. Das Hier und Jetzt.« Dann fängt sie leise an zu summen.

»Deine Mutter summt auch«, sage ich, als sie kurz aufhört.

»Wir singen von innen heraus«, sagt Pien und summt weiter.

Ich sehe sie an. Ihre Zöpfe, ihre Augen. Sie sieht irgendwie anders aus. Glücklicher? JETZT. Das Wort steht auch vorne auf ihrem roten Heft.

Ich denke an die vergangenen Tage. An die Haifischzähne, an Dora, an Wisława, an Kees und seine Mutter. Dann frage ich: »Glaubst du, dass du jemals wieder Gedichte schreiben wirst?«

Pien zuckt die Achseln. »Wieso?«

»Ich brauche ein paar«, sage ich.

»Wozu?«

»Um sie jemand zu geben. Aber es darf immer nur eine Zeile sein.«

»Eine Zeile?«

»Ja, so muss es sein«, sage ich.

»Gedichte sind länger als eine Zeile«, sagt sie entschlossen.

»Ich brauche aber ganz kurze. Kannst du das?«

»Ein-Zeilen-Gedichte? Die können sich nicht reimen.«

»Brauchen sie auch nicht«, sage ich. »Oder du machst ein langes Gedicht und schneidest es danach in einzelne Zeilen. Das kannst du doch gut.«

Pien brummt etwas und fragt dann: »Wovon sollen sie handeln?«

»Von Glück«, sage ich. »Und von Fahrrädern.«

»Für Kees?«, fragt sie.

Ich nicke. »Er braucht Glückskekse.«

»Mit so Zetteln drin?«, fragt Pien. »Willst du welche für ihn machen?«

»Vielleicht.«

Dann hören wir Foss rufen. Sie haben uns nicht vergessen.

Zu Hause hilft Mums uns mit dem Teig. Und später stecken wir zusammen Piens Papierstreifen gefaltet in die warmen Kekse. Es ist ein ziemliches Gefummel. Als die etwas unförmigen Kekse abgekühlt sind, füllt Mums sie in eine Papiertüte und wir dürfen damit zu Kees in den Clausweg.

Er wundert sich, dass wir schon wieder vor seiner Tür stehen.

»Diesmal ist es kein Notfall«, beruhigt Pien ihn.

»Wir haben was für dich.« Ich reiche ihm die Papiertüte.

»Für mich?«, fragt er heiser.

Wenig später sehen wir uns zusammen die Zettel an, die zwischen den Krümeln auf dem Tisch liegen.

Wer genau hinschaut, der sieht
überall Blümchen blühen.

Nie auf der Schanze bremsen!

Zuhausesein kann man spüren.

Der Himmel ist nicht immer blau.

Mit kaputter Fahrradkette kann man
immer noch rollern.

Immer nur eine Hand oder
einen Fuß versetzen!

Eisentiere sind Lieblingstiere.

Aussicht hat man innen.

»Schmecken gut«, sagt Kees mit vollem Mund. »Und woher habt ihr die Texte?« Pien wird rot und wirft mir einen Seitenblick zu.

»Die hat Pien gemacht«, sage ich.

Kees liest die Zettel noch einmal laut vor und sagt dann: »Pien, was du alles siehst! Du hast das Zeug zu einer Dichterin.«

Piens grüne Augen strahlen.

»Das sind nicht nur Glückskekse, sondern auch Gedichtkekse«, sagt Kees. »Könnt ihr auch welche für meine Keksdose machen? Die sind nämlich alle.«

»Ja, aber unsere sehen nicht so ordentlich aus«, sage ich.

Kees lacht. »Dafür sind sie genauso lecker wie die von meiner Mutter.«

»Hat deine Mutter …?« Ich beende meinen Satz nicht.

Kees nickt. »Ja, ich selbst kann nicht gut backen und schreiben. Aber dafür gut Fahrräder reparieren.«

Ich schiebe die Krümel zu einem Haufen zusammen. »Ist gut. Pien bleibt sowieso noch eine Weile bei uns.«

WOCHE 4

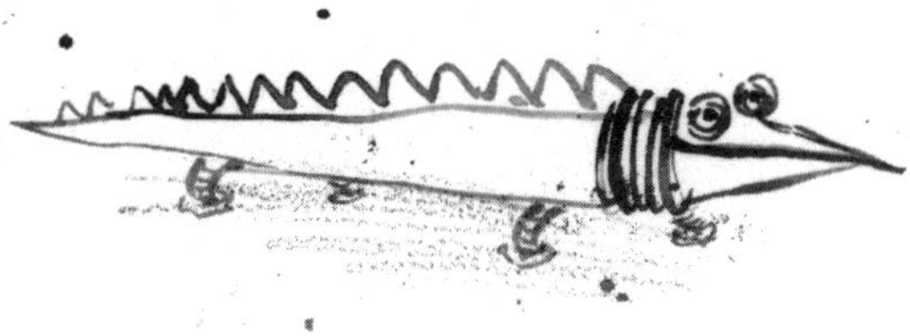

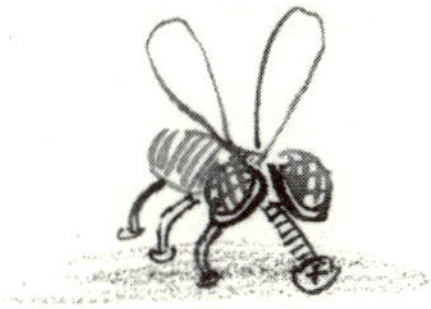

DER AUGENBLICK

»Na, freut ihr euch auf die Schule?«, fragt Mums, als wir am Montagmorgen beim Frühstück sitzen.

Pien nickt. Sie hat die Haare zu einem Pferdeschwanz zusammengebunden.

Tim rührt einen gehäuften Löffel Marmelade in sein Müsli und sagt: »Geht so.«

»Und du, Hanno?«

Ich zucke die Achseln und denke an die Feriengeschichten, die die anderen erzählen werden. Und ich – was soll ich sagen? Dass Kees' Mutter gestorben ist, dass Piens Vater ein Irrtum war, dass wir Dora besucht haben, dass ich keinen Haifischzahn gefunden habe?

»Eher nicht«, sage ich.

»Ich glaube, du kannst heute was besonders Leckeres gebrauchen«, sagt Mums. Sie geht zum Vorratsschrank und zieht nacheinander die Schubladen auf. »Seltsam, ich dachte, da wäre noch Kakao.«

Tim und ich tauschen einen Blick und konzentrieren uns dann auf unsere Pausenbrote.

Kurz bevor wir aufbrechen, hängt sich Pien ihr Säckchen mit den Haifischzähnen um den Hals. Vorsichtig zieht sie die Kordel auf, tastet eine Weile mit zwei Fingern darin herum und holt dann den großen Zahn zum Vorschein. »Hier, der ist für dich«, sagt sie. »Dann kannst du Lasse und Stan was zeigen.«

Bevor ich den Zahn nehme, schaue ich Pien kurz an. Woher weiß sie nur, dass ich mir deswegen Gedanken gemacht habe?

Ich lasse den Haifischzahn in meine Hosentasche gleiten.

Lasse und Stan erzählen ausführlich von ihren Schwimmbadabenteuern. Es war supertropisch. Erst in der Pause fragen sie, wie meine Ferien waren.

»Gut.«

»Hast du's einigermaßen ausgehalten mit Pien?«

»Wir sind zu Fuß nach Belgien gegangen. Und dort haben wir Haifischzähne gesucht.«

Ich fasse in meine Hosentasche und schließe die Finger fest um das scharfkantige, glatte Dreieck. Dann ziehe ich die Hand hervor, öffne die Faust und halte ihnen den braunen Zahn hin.

»Boah! Der ist ja riesig!«, staunt Stan.

»Ist der echt?«, fragt Lasse.

Sie trauen sich kaum, ihn zu berühren.

Ich sehe sie stolz an und sage dann: »Den hat Pien gefunden. Sie hat echt supergute Augen.«

Haifischzahn und gute Augen

Das bin ich

Jetzt

Geh nicht vorbei

Der Augenblick

Ich geh über den grünenden Hang.
Gras, Blümchen im Gras
wie auf einem Bild für Kinder.
Der Himmel neblig, schon blauend.
Der Blick schweift über andere Hügel in die Stille.

Als hätte es hier niemals Kambrium gegeben, nie Silur,
Felsen, die sich anknurren,
hochgetürmte Abgründe,
nie Nächte in Flammen
und Tage in Schwaden der Dunkelheit.

Als hätten sich hier die Ebenen nicht verschoben
im Fieberwahn,
in Schüttelfrösten.

Als stürmten nur anderswo die Meere
und zerrissen die Ufer der Horizonte.

Es ist neun Uhr dreißig Ortszeit.
Alles an seinem Platz und in manierlicher Eintracht.
Im Tal ein kleiner Bach als kleiner Bach.
Ein Pfad in Gestalt eines Pfades von immer nach immer.
Ein Wald scheinbar ein Wald von Ewigkeit zu Ewigkeit, Amen,
und oben Vögel im Flug in der Rolle fliegender Vögel.

So weit das Auge reicht, herrscht hier der Augenblick.
Einer dieser irdischen Augenblicke,
die man zu verweilen bittet.

Textauszug aus: Wisława Szymborska, *Der Augenblick. Gedichte*
Aus dem Polnischen von Karl Dedecius

Über Wisława Szymborska

Wisława Szymborska ist eine berühmte polnische Dichterin.
Eine kleine Frau, die fast immer eine Zigarette in der Hand hielt. Und einen Stift.
Ihre Gedichte handeln von uns und unserer Welt und wurden in über 40 Sprachen übersetzt.
Sie hat auch viele Preise bekommen. Einer davon ist der Nobelpreis für Literatur: Das ist der höchste Preis, den Schriftsteller gewinnen können.
Das Gedicht »Der Augenblick« steht zusammen mit anderen Gedichten in dem Band *Der Augenblick.*
Wisława ist 2012 in der polnischen Stadt Krakau gestorben.
Sie wurde 88 Jahre alt.

Über Pien van Putten

Pina Maria van Putten ist eine junge Dichterin aus Daalder, einem kleinen Dorf in den Niederlanden.
Ein großes Mädchen mit großen Händen und Füßen.
Pien wohnt mit ihrer Mutter im Neuen Dorfweg.
Mit den Rädern fahren sie gern in die weite Welt.
Piens Gedichtband *Jetzt* enthält 22 ihrer ersten Gedichte.
Als in der Schule »Poesie« Thema der Projektwoche war, gewann Pien den ersten Preis bei einem Gedichtewettbewerb.
Bald feiert Pien ihren zwölften Geburtstag.

JETZT

Eisentiere

Es ist neun Uhr dreißig Ortszeit
Alles von mir ist weg und weit
Unter einer blöden rosa Decke
Kriecht die Nacht vorbei wie eine Schnecke
Meine Sachen sind noch in der Tasche
Ich wollte, ich wäre nicht hier

Arme Schlucker

Gras, Blümchen im Gras
Mit mir ist immer was
Ich falle in den Schlamm
Meine Jacke ist schlimm dran

Erholung

Im Fieberwahn
Was macht mich nur so lahm
Gedanken brennen ohne Pause
Wollen zurück nach Hause

Allergisch

Und Tage in Schwaden der Dunkelheit
Die reimen sich auf nichts
Nudeln mit Schinken und grünen Bohnen
Warum muss ich hier jetzt wohnen

Dipsoße
Ein Pfad in Gestalt eines Pfades von immer nach immer
Wie ein gewundenes Seil
Ein Haus mit Spitzdach
Ohne die Stille von daheim, aber am Bach

Urzeit
Als hätte es hier niemals Kambrium gegeben, nie Silur
Grüne Frösche an der Lampenschnur
Eisentiere auf dem Holzpodest
Packen mich und halten mich fest

Abwasch
In Schüttelfrösten
Wie eine plumpe Prinzessin
Sehe ich die Klappe nicht
Aus Versehen und mit Absicht

Superman
Der Himmel neblig, schon blauend
Gleich kriegt der Tag wieder Klauen
Träge schleicht die Zeit vorbei
Ich bin schon eine Woche hier
Was erst unendlich schien

Ahorn

Hochgetürmte Abgründe
Hängen an meinen Füßen
Zerren an meinen Händen
Zermartern mir den Kopf
Hanno klettert spielend hoch
Ich rutsche ab, lasse los und schwebe

Pechvogel

Und oben Vögel im Flug in der Rolle fliegender Vögel
Zugvögel und Bleibevögel
Raubvögel und Schenkvögel
Singvögel und Pechvögel

Hasenscharte

Im Tal ein kleiner Bach als kleiner Bach
Voller Steine und voller Fische
Das Wasser nimmt mich mit
Irgendwann. Irgendwann ströme ich zum Meer

Auf der Suche

Alles an seinem Platz und in manierlicher Eintracht
Ist das wie gedacht
Und bleibt es jetzt für immer so
Oder nicht – und wäre ich dann froh

Speichen
Felsen, die sich anknurren
Keine Planeten, die aufeinanderprallen
Aber Hanno findet alles mau
Mit mir im Schlepptau

Sprungschanze
Wie auf einem Bild für Kinder
Falle ich von meinem Rad
Meine Kette ist gerissen
Und Hanno steht da stocksteifgrad

Verschwunden
Als hätten sich hier die Ebenen nicht verschoben
Und als ob kein Zweifel mehr besteht
Erzähl ich von meinem Vater
Und wie das einfach so geht

Kariert
Ein Pfad in Gestalt eines Pfades von immer nach immer
Zusammen und doch nicht beieinander sein
Jeder mit sich allein
Bis es Muffins gab im großen Zimmer

Umstände

Ich geh über den grünenden Hang
Überall ist Gras
Zwischen den Blümchen darf ich träumen
Von einem Haus umringt von Bäumen
Nur für uns drei
Aber wir sind nicht dabei

Horizont

Der Blick schweift über andere Hügel in die Stille
Die Sonne lässt ein paar Strahlen ziehn
Im Gras stehen Rosen
Dort ist ein Mädchen
Pien

Haifischzähne

Als stürmten nur anderswo die Meere
Singen die Wellen leise in der Leere
Sie rollen über den Sand
Und bringen mir
Stückchen Glück

Kellerassel

Nie Nächte in Flammen
Kein Tag mehr im Düstern
Die Vorhänge sind offen
Ich bin wach und will flüstern

Fischen

Horizonte
Rissen entzwei
Der Himmel verfärbte sich
Und wo bleibe ich

Der Augenblick

Haifischzahn und gute Augen
Das bin ich
Jetzt
Geh nicht vorbei

Pien van Putten

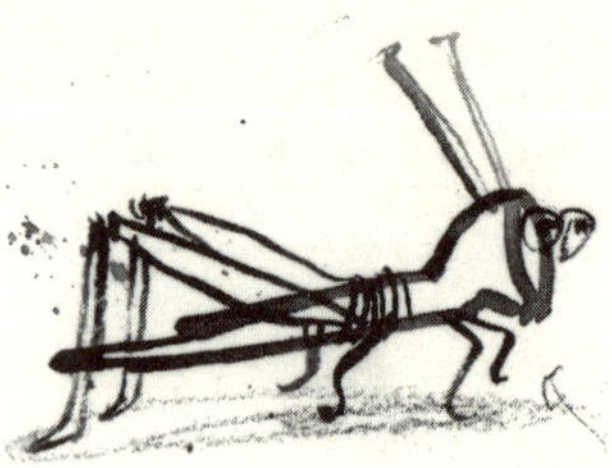

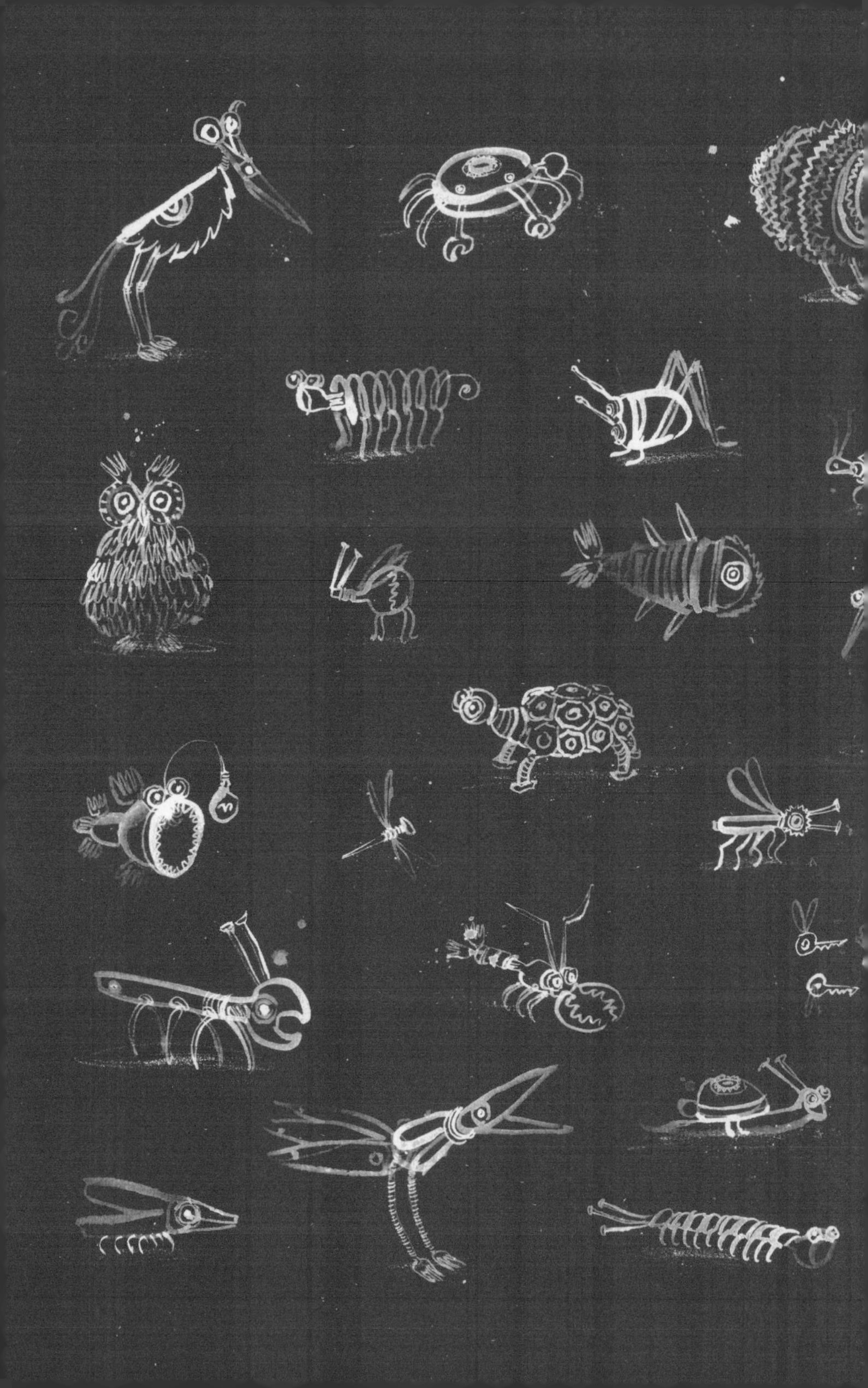